A INFLAMAÇÃO ESTÁ MATANDO VOCÊ

Da genética ao ambiente: como a inflamação subclínica
contribui para a doença

Dr. Rafael Silvestre Knack

Dra. Renata Silvestre Knack

1ª Edição

2020

A INFLAMAÇÃO ESTÁ MATANDO VOCÊ

Da genética ao ambiente: como a inflamação subclínica
contribui para a doença

Autores

Dr. Rafael Silvestre Knack

Dra. Renata Silvestre Knack

Revisão

Dr. Thiago Oliveira Omena

Direito autoral: Renata Silvestre Knack
ISBN versão impressa: 9798607960476
Ano de publicação: 2020
Cidade: São Paulo
Edição: 1

Sumário

DEDICATÓRIA

Todo este trabalho só pôde ser realizado graças à paciência daqueles que estavam próximos durante toda a fase de criação. Família não é apenas um laço sanguíneo e coincidências de DNA, família é o bem mais precioso que nós podemos ter, são aqueles que ganhamos ao nascermos e aqueles que escolhemos para a vida. À nossa mãe Rosa, nosso pai Pedro e nosso irmão Ricardo. Aline, aqui em seu papel de esposa e cunhada, com o pequeno Lucas que trouxe à família Knack muita luz e alegrias. Às nossas tias que estavam presentes nos momentos de alegrias e aflições, Maria Helena e Rita. Ao nosso tio, Ademir, que tanto confiou em nosso trabalho. Aos nossos primos Caio, Marina e Gabriel. E em especial, aos nossos queridos e eternos avós Egidio e Dirce, que não puderam contemplar em vida essa conquista dos netos, mas que certamente estão orgulhosos ao lado daquele que nos deu a vida e a tão grande vontade de melhorar a humanidade através da promoção da saúde.

Com carinho,
Rafael Silvestre Knack e Renata Silvestre Knack

AGRADECIMENTOS

Primeiramente a Deus, por toda a sua criação, que tanto nos intriga em pleno século 21. A todos os professores e mestres que cruzaram o nosso caminho com a lição de que "o conhecimento é a chave mais importante para o crescimento". A todos aqueles que confiaram a nós suas saúdes e tanto nos fizeram crescer profissionalmente. À Carol e Gabriel, pelos momentos de alegria. À pesquisadora Rhonda Patrick. Ao músico e compositor André Matos, sempre presente nos fones de ouvido durante os momentos de escrita. Aos nossos amigos e a você, leitor, que ao abrir este livro nos dá a oportunidade de plantar uma semente do ensinamento em terra fértil.

Muito obrigado!
Rafael Silvestre Knack e Renata Silvestre Knack

APRESENTAÇÃO

Com ampla experiência clínica, Dr. Rafael Knack é médico do corpo clínico do Hospital Israelita Albert Einstein – HIAE. Especialista em Medicina do Exercício e do Esporte – Título de especialista CRM-SP – 140.812 – REQ 69789; especializado em Endocrinologia pela CESVA /FAA(RJ); membro da Sociedade Brasileira de Medicina do Exercício e do Esporte – SBMEE; membro da Sociedade Brasileira de Endocrinologia e Metabologia – SBEM e membro da Associação Brasileira para o estudo da Obesidade e Síndrome Metabólica – ABESO. Ao seu lado nesta publicação, a nutricionista, Dra. Renata Knack, traz inúmeros conhecimentos sobre sua área de especialização, a genômica clínica, avaliando a influência da genética no surgimento de doenças.

Desta parceria de trabalho, nasce este livro, idealizado após anos de observação do comportamento humano em relação à doença e seus cuidados com a saúde. A nossa sociedade passa por um momento de transição de hábitos de vida, com adaptação à vida moderna e facilidades trazidas pela tecnologia; hábitos alimentares, com a crescente busca pelo saudável; aumento na expectativa de vida, com melhores condições de saneamento básico, acesso a medicamentos e redução da mortalidade infantil; entre outras inúmeras mudanças que ocorreram ao longo dos anos. Infelizmente, ao mesmo tempo em que vemos inúmeros avanços na sociedade, também observamos o número crescente de doenças crônicas atingindo os indivíduos. Nós estamos vivendo por mais tempo, é fato, mas isso não significa que tenhamos mais qualidade de vida. Acrescentar anos à vida não é sinônimo de acrescentar mais vida aos anos que temos.

O que nós fazemos quando o nosso corpo dá sinais de que algo está errado? O ideal seria que nós reparássemos o erro para que o organismo tenha condições ótimas de funcionamento. Entretanto, na prática, isso não é muito comum, a maioria das pessoas apenas silencia os sinais, seja utilizando um antiácido para diminuir um desconforto abdominal e comer um pouco mais, ou então utilizando um analgésico para fazer desaparecer uma enxaqueca que persiste há semanas. Quando nós ignoramos e não tratamos a causa, o problema não deixa de existir e pior, não deixa de evoluir.

Silenciar um problema não anula seu efeito e é por esta razão que este livro foi escrito. De forma simplificada e objetiva, você vai encontrar neste livro informações preciosas sobre como o processo inflamatório pode contribuir para diversas doenças que são muito comuns atualmente e quais as formas de se proteger e evitar problemas futuros com a sua saúde!

"Liberdade significa não somente que o indivíduo tenha tanto a oportunidade quanto o fardo da escolha; significa também que ele deve arcar com as consequências de suas ações.

Liberdade e responsabilidade são inseparáveis."

Friedrich Hayek

Capítulo 1

Introdução

Inflamação, quem nunca ouviu falar de inflamação?

A inflamação, ou processo inflamatório, é basicamente a batalha do organismo na defesa de suas funções biológicas. A maioria das pessoas relaciona a inflamação a quadros ou situações específicas de saúde, em que o organismo apresenta uma rápida reação a algum determinado estímulo e que pode ser facilmente resolvida após o uso de alguma medicação. Mas seria o processo inflamatório algo simples assim?

De fato, a inflamação é um processo pelo qual os glóbulos brancos do corpo e as substâncias produzidas por eles nos protegem da infecção por organismos estranhos, como vírus e bactérias. O sistema imunológico é responsável por proteger o organismo de substâncias possivelmente perigosas, reconhecendo e respondendo à presença destas substâncias de forma a atenuar qualquer dano que possa ser causado. Estas partículas ou moléculas capazes de ativarem o sistema imunológico podem ser desde micro-organismos até as mais diversas formas de substâncias não vivas, como toxinas, resíduos químicos, drogas e partículas estranhas.

A imunidade inata ou inespecífica é o sistema de defesa com o qual todos os seres humanos nascem e envolve barreiras físicas que impedem que corpos estranhos entrem em contato com o ambiente interno do organismo. A tosse, a produção de muco, a acidez estomacal e a própria pele são exemplos de ferramentas da imunidade inata. Esta primeira linha de defesa também conta com um sistema biológico que atua através da produção de proteínas, conhecido por imunidade humoral, abrangendo diversas células específicas como os macrófagos, neutrófilos, células dendríticas e as células Natural Killer (NK). Desta forma, é através da fagocitose, da liberação de mediadores inflamatórios, da ativação de proteínas do sistema complemento, bem como através da síntese de proteínas de fase aguda e da produção de citocinas que encontramos a primeira forma de intervenção do organismo frente a um dano tecidual.

A imunidade humoral atinge patógenos[1] que se encontram no ambiente extracelular (no sangue, por exemplo) e envolve as células B, cuja principal função é a produção de anticorpos. Basicamente, o sistema imune adaptativo tem que processar e reconhecer todas as células com as quais entra em contato e, então, direcionar células imunológicas especiais para atacar qualquer patógeno que seja reconhecido. Além das células B, as células T auxiliares também possuem papel fundamental no processo de defesa do organismo. Estas células se comunicam com o organismo através de citocinas[2], informando ao sistema imunológico como responder.

Nas últimas décadas, intensificou-se a busca por meios eficazes de controle do processo inflamatório e essa busca não está apenas relacionada à melhoria de medicamentos e tratamentos. O ponto crucial desta cruzada está no aumento significativo do número de

---

[1] Patógeno: agente específico, causador de doença.
[2] Citocinas: designação genérica de certas substâncias segregadas por células do sistema imunitário que controlam a reação do organismo.

pessoas que passaram a ser portadoras de doenças crônicas relacionadas com o processo inflamatório.

Em uma resposta inflamatória aguda, a concentração de proteínas de fase aguda, como proteína C reativa (PCR) e proteína A sérica amiloide (SAA), pode aumentar acentuadamente e ultrapassar em 10.000 vezes o limite máximo esperado. No entanto, diferentes marcadores para inflamação aguda também podem ser monitorados para a verificação de processos inflamatórios crônicos, nos quais as alterações sistêmicas mais sutis (muitas vezes dentro dos limites estabelecidos para exames laboratoriais) e inflexíveis são levadas em consideração. Este tipo de ligeira elevação nos valores de marcadores pode ser chamado de "inflamação de baixo grau" ou "inflamação subclínica", situação na qual nós temos a produção crônica, mas em baixo grau, de fatores inflamatórios.

Apesar de todo o risco apresentado por este tipo de inflamação, é comum que as flutuações discretas que ocorrem nestes marcadores inflamatórios sejam ignoradas e a atenção é voltada às variações de longo prazo dos marcadores, especialmente quando os valores apresentados estão relacionados a fatores de risco mais óbvios, como por exemplo, colesterol sanguíneo e pressão sanguínea.

Síndrome metabólica, diabetes tipo 2, doenças cardiovasculares, doenças autoimunes, doenças neurológicas e câncer são apenas exemplos rápidos de como a inflamação pode afetar a vida do indivíduo. E os números são alarmantes: segundo o relatório da Organização Mundial de Saúde (OMS), publicado em 2018, 54% de todas as mortes ocorridas no mundo em 2016 estão relacionadas a problemas de saúde. A doença isquêmica do coração e o derrame estão no topo da lista - estas doenças lideram o ranking de causas de morte nos últimos 15 anos - como responsáveis pelo maior número de mortes no mundo, atingindo um total de 15,2 milhões de mortes em 2016.

Até meados dos anos 2000, você não encontrava "diabetes mellitus" entre as dez causas mais frequentes de mortes no mundo e o HIV/AIDS ainda fazia parte da lista. Dezesseis anos depois, diabetes é responsável por mais mortes no mundo do que acidentes de trânsito. O grande detalhe é que a AIDS não deixou de matar, acidentes de trânsito não deixaram de matar, as pessoas é que passaram a ter maior consciência sobre os riscos aos quais estão expostas e desta forma, puderam encontrar formas de se protegerem.

Analisar os dados sobre quantas pessoas morrem a cada ano e a razão pela qual elas morreram é um dos meios mais importantes para avaliar mudanças comportamentais da sociedade e a eficácia do sistema de saúde de um país. Quando os fatores econômicos são levados em consideração nos relatórios da OMS, o panorama geral é ainda mais curioso. Mais da metade de todas as mortes ocorridas em países de baixa renda em 2016 foram causadas pelas chamadas condições do "Grupo I", que incluem doenças transmissíveis, causas maternas, condições que surgem durante a gravidez e o parto e deficiências nutricionais. Em contraste, menos de 7% das mortes em países de alta renda foram devidas a essas causas, o que sugere que conforme os países melhoram suas condições econômicas, há melhora nos parâmetros gerais de prevenção de doenças.

Outro ponto interessante é que, segundo os dados atuais, o câncer passou a matar mais. Estariam os tumores ficando mais agressivos ou um número maior de pessoas passou a ter câncer nos últimos anos? Apesar das principais causas de morte em países de baixo-média renda acompanhar a tendência global (doença isquêmica do coração e o derrame), até o momento nenhum tipo de câncer se encontra listado entre as dez. Porém quando analisamos os dados de países de médio-alta renda, o cenário já começa a mudar. As duas primeiras causas continuam relacionadas às doenças cardiovasculares e três tipos de câncer ganham destaque entre as dez principais causas de mortes em 2016, aparecendo o câncer de pulmão na quarta colocação, o câncer de fígado na nona e o câncer de estômago ao final da lista. E o problema não para por aí, nos países de alta renda, o câncer colorretal e o câncer de mama já ganham espaço.

Atualmente já se tem a inflamação crônica de baixo grau como fator de risco para o desenvolvimento de câncer, pois a inflamação está presente nas diferentes etapas da carcinogênese, além de ser detectada em todas as fases de progressão da doença, sendo importante reconhecer os mecanismos anti-inflamatórios do organismo como mediadores preventivos das neoplasias.

Não é preciso ser epidemiologista para entender que a nossa sociedade esteja caminhando para um tempo em que doenças cardiovasculares e câncer serão as principais causas de morte em todo o mundo. E não é necessário muito esforço para entender que o desenvolvimento está - de certa forma, levando a saúde global rumo ao caos.

Capítulo 2

Mudanças nos últimos 20 anos

Os hábitos e estilo de vida que contribuem para a inflamação

Pode-se dizer que vinte anos seja um intervalo de tempo relativamente curto. Você não percebe, o tempo passa rápido, e todas as evoluções e inovações da sociedade são positivas e buscam facilitar e dar praticidade à sua vida. E a sua vida está, de fato, muito mais fácil agora. Você não precisa fazer o jantar, caso não queira, não goste ou não tenha tempo. E ainda que você não queira sair para o mercado ou para algum restaurante na busca por comida, os aplicativos de celular já estão disponíveis para que você possa escolher à vontade!

A sociedade de urgências, na qual o cada minuto é valioso e as pessoas estão sempre e cada vez mais com a impressão de que lhes faltam tempo, deu boas-vindas ao *fast-food,* como forma de suprir as necessidades imediatas, sem avaliar o risco e impacto que esta "inovação" faz ao tempo não contado em horas ou visto no relógio, o tempo de vida.

Como reflexo desta mudança social, a obesidade ganhou *status* de epidemia. Sobrepeso e obesidade são definidos como sendo o acúmulo anormal ou excessivo de gordura corporal que apresenta risco à saúde. A definição não é novidade, a novidade é que os índices de obesidade mundial quase triplicaram desde 1975. Também não é novidade a afirmação de que o excesso de peso e a obesidade estão ligados a diversas causas de mortes no mundo. No entanto, é novo o fato de que, globalmente, já existam mais pessoas obesas do que pessoas abaixo do peso, e isso ocorre em todas as regiões, com exceção de partes da África subsaariana e da Ásia. E o que mudou nos últimos 20 anos? Tudo.

A obesidade não deveria ser tida algo natural e não preocupante, uma vez que ativa os mais diversos mecanismos inflamatórios no organismo. Sendo a inflamação uma resposta do sistema imunológico e o sistema imunológico responsável pela defesa do organismo, não é difícil concluir que um fator que cause inflamação é, no mínimo, muito ruim para o indivíduo.

Como dito anteriormente, a obesidade é uma doença multifatorial caracterizada pelo aumento crônico da massa de gordura, que resulta no aumento do peso corporal e consequente aumento nas chances de desenvolver outros problemas de saúde. Sem dúvida, a sociedade vem sofrendo um acúmulo de maus hábitos alimentares combinados ao estilo de vida sedentário e hoje a obesidade é um dos problemas de saúde mais preocupante e mundialmente reconhecido como tal. Quando tratamos de obesidade, não estamos lidando somente com um problema estético. Resistência à insulina e diabetes tipo 2, dislipidemia, hipertensão, complicações cardiovasculares e câncer são só alguns dos problemas que resultam do estilo de vida que favorece o sobrepeso e obesidade. Mas qual a razão para que as pessoas obesas apresentem uma maior suscetibilidade para o desenvolvimento de complicações como estas que foram citadas?

Inúmeros grupos de pesquisa têm dedicado seus esforços para compreender os possíveis mecanismos que conduzem ao desenvolvimento destas doenças em uma alta porcentagem de pessoas obesas. Neste contexto, tem sido observado que, em muitos casos de obesidade, os indivíduos possuem elevação dos níveis séricos de citocinas pró-inflamatórias, tais como a interleucina 1 (IL-1), interleucina 6 (IL-6), soro amilóide A (SAA), e ainda a proteína C reativa (PCR). Sugere-se que o quadro de obesidade tenha relações diretas com quadros inflamatórios crônicos de baixo grau, ou seja, a pessoa obesa está em um estado constante de inflamação no qual o organismo está durante todo o tempo recrutando o sistema imunológico e lutando contra algo prejudicial. Os mecanismos precisos que ligam a inflamação aos quadros de obesidade ainda estão sendo investigados e não foi estabelecida uma relação definitiva entre eles, no entanto inúmeros estudos indicam que o próprio tecido adiposo do indivíduo obeso possa dar origem ao estado pró-inflamatório.

Na obesidade, os adipócitos[3] hipertrofiados têm um padrão de secreção que favorece a liberação anormal de adipocinas[4] e citocinas pró-inflamatórias. Esta alteração é particularmente importante em pacientes obesos pela

---

[3] Adipócitos: células que fazem parte do tecido adiposo.
[4] Adipocinas: citocinas secretadas pelo tecido adiposo.

quantidade presente de tecido adiposo, que quando muito elevada, promove a alta produção destas substâncias. Além disso, o tecido adiposo no quadro de obesidade apresenta uma redução na produção de adipocinas anti-inflamatórias, tais como a adiponectina[5]. Desta forma, há um aumento na capacidade inflamatória do organismo ao mesmo tempo em que a sua capacidade anti-inflamatória é reduzida.

A evidência científica para este ponto é bastante respeitada, permitindo tratarmos a obesidade como uma doença crônica sistêmica, que gera um ciclo vicioso, que pode afetar órgãos importantes relacionados a diversas funções metabólicas, como o fígado, pâncreas e sistema cardiovascular. Esta condição inflamatória associada à obesidade pode ser a ligação existente entre a obesidade e diversas perturbações associadas, como resistência à insulina.

No caso da resistência à insulina, por exemplo, tem-se observado que as citocinas pró-inflamatórias, tais como

---

[5] Adiponectina: hormônio proteico que modula vários processos metabólicos, incluindo a regulação da glicemia e o catabolismo de ácidos graxos.

TNF-alfa e IL-6 são capazes de interferir na cascata de sinalização de insulina. As citocinas pró-inflamatórias também afetam o metabolismo lipídico do tecido adiposo em geral, promovendo a lipólise (quebra do tecido de gordura) e causando aumento da liberação de ácidos graxos na corrente sanguínea. Este excesso de ácidos graxos liberados a partir do tecido adiposo inflamado em indivíduos obesos contribui para o desenvolvimento da resistência à insulina através de diferentes mecanismos. Além disso, níveis elevados de ácidos graxos livres circulantes na corrente sanguínea são utilizados como substrato pelo fígado para a síntese de triglicérides, sugerindo uma importante associação entre níveis elevados de ácidos graxos livres e o desenvolvimento de hipertrigliceridemia e doenças cardiovasculares. Simultaneamente a estes eventos, os ácidos graxos livres também são capazes de induzir o estresse oxidativo e reduzir a reatividade vascular, o que agrava toda a situação. Somam-se a todos estes fatores a possibilidade de a inflamação no tecido adiposo contribuir de forma eficaz para hipoadiponectinemia, que é a redução dos níveis de adiponectina. Estudos sugerem que a adiponectina atue de forma importante como um fator de proteção contra danos cardiovasculares, além de participar de funções anti-inflamatórias e moduladoras do sistema imunológico significativas.

A obesidade, particularmente na presença de alta adiposidade central, é o principal fator causal no desenvolvimento da resistência à insulina, característica da síndrome metabólica (SM), condição muito comum atualmente, caracterizada por níveis alterados de colesterol e hipertensão.

Capítulo 3

Um probiótico, por favor!

O papel da disbiose intestinal no aumento ou redução da inflamação

Um dos temas mais discutidos atualmente é "a saúde intestinal", a impressão que se dá é a de que todo mundo passou a se interessar por este assunto nos últimos anos. E qual a relevância disso? Obviamente buscar mais razões para o aumento nos casos de doenças crônicas e, novamente, os estudos conduzem à inflamação.

As pessoas têm a capacidade inata de reconhecer padrões e fazer conexões para entender o mundo ao seu redor. É por isso que as pessoas frequentemente cometem erros quando se trata de coincidência e correlação, e correlação e causalidade. Com causalidade, queremos dizer que A influencia B, enquanto uma correlação indica apenas que A e B mostram um relacionamento linear. A partir de análises de grandes quantidades de dados, muitas vezes chamados de "*big data*", é comum encontrarmos correlações impressionantes. Por exemplo, existe uma forte correlação entre a quantidade de pessoas que morreram afogadas na Europa e o número de picolés que foram vendidos no verão de um mesmo ano. Quando os números de picolés vendidos aumentam, também há aumento no número de afogamentos. Então, podemos concluir que comer picolés é perigoso? Acredito que não, ao menos quando pensamos nos afogamentos da Europa.

O que ocorre é que, se analisarmos esses grandes conjuntos de dados com todos os seus parâmetros, há uma grande chance de encontrarmos uma correlação. Enquanto, na verdade, esses parâmetros mostram o mesmo padrão apenas por uma coincidência. No entanto, a intuição não é o caminho a percorrer quando falamos de dados complexos. Biólogos e clínicos tentam encontrar correlações entre a microbiota[6] intestinal e o reflexo na saúde, e o principal desafio é descobrir se as mudanças no microbioma intestinal realmente desempenham um papel na doença.

---

[6] Microbiota – ou microbioma: conjunto dos micro-organismos que habitam um ecossistema.

Um bom exemplo de uma relação causal entre a composição do microbioma intestinal e o desenvolvimento de uma doença é um transplante de microbiota fecal. Isso foi feito em pacientes com uma infecção por *Clostridium difficile*. Este micro-organismo só é capaz de prosperar em pessoas com distúrbios na microbiota intestinal e o transplante de microbiota fecal do intestino saudável para o intestino colonizado pela bactéria pode restaurar o equilíbrio e livrar-se do *Clostridium difficile*. Desta forma, percebe-se que distúrbios na microbiota podem levar ao desenvolvimento da doença.

Podemos também encontrar exemplos de micro-organismos promotores da saúde. A bactéria *Akkermansia muciniphila* é mais abundante em pessoas saudáveis e muitas vezes ausente ou pouco abundante em humanos e camundongos com obesidade. Pesquisadores descobriram que existe uma relação entre esta bactéria e a saúde metabólica do hospedeiro. Isto significa que, quando você possui bactérias do tipo *Akkermansia muciniphila* no intestino, há um efeito positivo no equilíbrio do peso e na saúde metabólica do indivíduo.

E quanto à inflamação? Certa vez, Hipócrates, o pai da medicina, disse: "toda doença começa no intestino". E agora, a ciência está entendendo o quanto Hipócrates estava certo neste raciocínio. O intestino é, certamente, o principal órgão humano envolvido no sistema imunológico. O sistema imune intestinal é tão eficaz que desenvolveu um controle regulado para aperfeiçoar a proteção do organismo contra patógenos, evitando ao mesmo tempo, a atividade imunológica desnecessária.

A mucosa do intestino é um local primário de encontro com antígenos estranhos, o que automaticamente desencadeia respostas do sistema imunológico, e apesar de ser necessário certo grau de permeabilidade das paredes intestinais para a absorção correta dos nutrientes, os danos à mucosa intestinal podem resultar em uma condição conhecida por síndrome do intestino permeável, com sérias consequências em toda a saúde do indivíduo. Desta forma, quanto melhor o efeito protetor da barreira da mucosa, menor o risco de translocação de componentes pró-inflamatórios originários da microbiota intestinal para a corrente sanguínea e outros órgãos.

Para algumas doenças crônicas, já tem sido sugerida a possibilidade de causa relacionada à microbiota perturbada. Os desarranjos da microbiota podem ocorrer pela diminuição da diversidade bacteriana e/ou diferentes graus de colonização por bactérias que induzem respostas inflamatórias. Naturalmente, as espécies bacterianas conhecidas por serem patogênicas ou oportunamente patogênicas e seus gêneros são as mais propensas a induzir processos inflamatórios. Exemplo disto é o que ocorre com as bactérias Gram-negativas que contêm lipopolissacarídeo (LPS) como o principal constituinte da membrana extracelular. O LPS induz a liberação de citocinas pró-inflamatórias como TNF-alfa, IL-6 e IL-1 através dos macrófagos e pode levar ao choque endotóxico, que é um desfecho frequentemente fatal da sepse.

Diferentes componentes da dieta podem afetar a microbiota intestinal, proporcionando ambientes mais ou menos favoráveis ao crescimento de diversos tipos de bactérias, por exemplo, uma dieta rica em gordura parece aumentar a proporção de Gram-negativos no intestino, além de aumentar a translocação de LPS através da barreira intestinal.

A modificação das respostas imunes em humanos é um importante mecanismo potencial pelo qual as bactérias probióticas podem conferir benefícios para a saúde. Originalmente, probiótico significava organismo ou substância que contribui para o equilíbrio microbiano intestinal, em contraste com os antibióticos que neutralizam a atividade microbiana. No entanto, uma definição amplamente aceita é que "os probióticos são microrganismos vivos que, quando administrados em quantidades adequadas, conferem um benefício à saúde do hospedeiro". A exposição intestinal a cepas bacterianas específicas pode suprimir uma resposta imune indesejada, como reações alérgicas e autoimunes, ou atuar de maneira mais generalizada na resposta imunológica.

Os principais fatores que influenciam na composição da microbiota intestinal são idade, dieta, o uso de antibióticos, genética e fisiologia, tornando o intestino um ambiente amplamente seletivo. Isso significa que embora seja possível inserir novos tipos de bactérias no intestino durante a vida, a maioria das mudanças efetivas ocorrerá de acordo com o ambiente previamente oferecido, permitindo ou não a colonização destes micro-organismos. Com cerca de um ano de idade, o complexo microbiano intestinal é muito mais diverso do que o encontrado ao nascimento, e há um contínuo desenvolvimento deste complexo na medida em que a alimentação passa a ser sólida e mais diversificada. A estabilização da microbiota intestinal ocorre somente na idade adulta e estudos demonstram que esta estabilidade é impactada conforme o indivíduo avança para a velhice. Conforme o tempo passa, a composição das comunidades microbianas intestinais torna-se mais variável, podendo ser alterada em questão de dias ou semanas.

Tanto os hábitos de dieta em longo prazo, como as mudanças de curto prazo, podem levar a alterações nos tipos de micróbios que habitam o intestino. Um estudo realizado por Gary Wu e colaboradores mostra que a dieta geral que uma pessoa consome ao longo de um ano está fortemente correlacionada com a composição da microbiota intestinal. Neste estudo, pessoas que ingeriram muitos carboidratos, como massas, batatas e açúcares, tendiam a ter muitas bactérias do gênero *Prevotella*, enquanto as pessoas que comiam maior quantidade de proteínas, especialmente da carne, tinham quantidade muito maior de *Bacteroides*. Um exame da microbiota realizado por Yatsunenko e colaboradores entre nações e culturas resultou em padrões semelhantes. Pôde-se verificar que os africanos do Malaui, que consomem principalmente milho, e os ameríndios da Venezuela, que comem principalmente mandioca, tinham muito mais *Prevotella* habitando o intestino quando em comparação com pessoas nos EUA e na Europa que consomem mais carne e alimentos processados.

Ainda no estudo de Wu, pessoas que foram alimentadas com uma dieta controlada, diferente do habitual, por dez dias apresentaram mudanças rápidas na proporção de diferentes micro-organismos no intestino. Além disso, um estudo recente de Turnbow e colegas demonstrou que uma mudança de dieta mais extrema pode levar a mudanças de microbiota mais extremas em um período de tempo ainda menor. Neste estudo, os voluntários mudaram sua dieta drasticamente por três dias, sendo que alguns voluntários passaram para uma dieta estritamente vegana e alguns comeram apenas uma dieta composta de carne e queijo. Como resultado, a dieta vegana de curto prazo causou uma pequena mudança, enquanto a dieta de carne e queijo causou grandes mudanças logo na primeira noite após a ingestão. Especificamente neste grupo de mudança notável (queijos e carnes), houve um aumento de bactérias ligadas a doenças cardiovasculares. Embora ainda não saibamos o suficiente sobre como partes específicas de nossa dieta interagem com micro-organismos específicos para podermos prescrever dietas que alteram de forma definitiva o microbioma, com efeito positivo na prevenção de doenças, estudos de base como estes que foram citados sugerem que esse tipo de intervenção pode se tornar realidade algum dia.

De fato, estudos sugerem que a microbiota intestinal seja fundamental para que o sistema imunológico funcione corretamente. Outra relação interessante que se alinha a este pensamento ocorre no que se refere às doenças autoimunes. Estes quadros surgem quando o corpo comete um erro e passa a identificar e reconhecer células ou órgãos de tecidos saudáveis do próprio indivíduo como antígenos a serem combatidos pelo sistema imune.

Algumas doenças autoimunes comuns incluem doença celíaca, doença de Crohn, lúpus, esclerose múltipla, artrite reumatoide e diabetes tipo 1. As doenças autoimunes são causadas por fatores genéticos e ambientais complexos, incluindo o componente microbiano. A doença de Crohn, por exemplo, é uma doença autoimune do intestino. Portadores de Crohn tendem a ter microbiomas muito semelhantes entre si, mas ainda não se sabe ao certo se o microbioma é formado após o surgimento do quadro autoimune ou se a doença é um resultado do microbioma característico.

Ainda no que se referem ao surgimento das doenças autoimunes, diversas teorias estão sendo analisadas, como a possível existência de uma relação entre os hormônios da microbiota e o desenvolvimento das doenças. Esta hipótese foi levantada diante do fato de que este tipo de doença é muito mais comum em mulheres do que em homens e frequentemente os diagnósticos são realizados antes da menopausa. Além disso, pessoas com doenças autoimunes tendem a ter níveis mais elevados de estrogênio em comparação com pessoas saudáveis da mesma idade, sendo mais um ponto interessante para investigação.

Outra área de pesquisa que vem causando grande impacto nos avanços relacionados à saúde intestinal é a que trata das alergias alimentares. Estas respostas do sistema imunológico são, geralmente, mediadas por um anticorpo chamado imunoglobulina E (IgE), ou por células T. Acredita-se que cerca de 50% dos pacientes com doenças alérgicas tenham altos níveis de IgE e as causas alimentares principais são o leite, amendoim, ovo, nozes, soja, peixe, trigo e moluscos. Embora a genética tenha um papel importante no desenvolvimento de uma alergia alimentar, grande parte dos casos de alergias surgem na vida adulta, sugerindo que o ambiente possa contribuir para que haja a reação alérgica. Este fato não é novidade, visto que vários estudos já demonstraram que a exposição precoce a bactérias em pelos de animais, sujeira e outras partículas ambientais reduz as chances de uma criança desenvolver alergias respiratórias e da pele ao longo da vida. Além das alergias mediadas por IgE, outra classe de reações alérgicas a alimentos que ganhou espaço atualmente é a de alergias alimentares tardias mediadas por imunoglobulina G (IgG).

Alergias alimentares IgG (tipo III) estão criando cada vez mais desafios à ciência, pois são alergias alimentares que não são normalmente detectadas ou facilmente identificadas, visto que os sintomas ocorrem apenas algumas horas ou até dias após o consumo do alimento responsável pela reação alérgica e por isso são classificadas como tardias. Somado a este fato, também é sabido que, muitas vezes, a alergia tardia pode ser assintomática ou ter os seus sintomas relacionados a diversos outros problemas, como asma, enxaqueca, intoxicação alimentar, má digestão, entre outros.

O papel dos anticorpos de imunoglobulina G no diagnóstico de alergia alimentar já foi discutido e estudado há muitos anos. Foi determinado então que eles não atuam como fator causal na provocação de reações de hipersensibilidade alimentar. As reações de hipersensibilidade de tipo III, associadas à resposta mediada por anticorpos IgG, são as reações normais de um organismo aos antígenos alimentares, que geralmente são absorvidos na corrente sanguínea em pequenas quantidades. Pessoas saudáveis produzem e mantêm altos títulos de anticorpos IgG contra antígenos alimentares, o que é totalmente normal. O mecanismo que envolve os anticorpos IgG são ativados após uma refeição, quando complexos de antígenos alimentares ligados a IgG específicas circulam no soro. Esses complexos são rapidamente eliminados pelo sistema retículo endotelial, razão pela qual seu significado patogênico poderia ser considerado insignificante. No entanto, o consumo frequente de um alimento que gera uma resposta do sistema imunológico pode, em longo prazo, fazer com que o excesso de antígenos ou anticorpos seja acumulado e posteriormente depositado nos vasos sanguíneos, rins e articulações. Este acúmulo leva à reação de Arthus, reação inflamatória dérmica que resulta do excesso de anticorpos e causa aglutinação celular, dano endotelial e necrose vascular.

As observações clínicas sugerem que as IgG envolvidas em reações de tipo III podem iniciar algumas reações alimentares adversas que desempenham um papel importante no desenvolvimento das inflamações intestinais crônicas. Em condições normais, as proteínas consumidas, incluindo os alergênicos alimentares, são completamente degradadas no trato digestivo para fragmentos de oligopeptídeos. Devido à atividade enzimática responsável pela quebra das proteínas que se encontram no intestino, aminoácidos são absorvidos pelos enterócitos, atingindo a circulação portal e sendo transportados para o fígado. No entanto, verifica-se que cerca de 15% da proteína consumida é apenas parcialmente digerida, incluindo uma proporção de alergênicos alimentares. Certas quantidades de antígenos alimentares, que não foram destruídos pela digestão com enzimas, sais biliares e baixo pH gástrico, penetram no epitélio do aparelho digestivo e atingem o sistema circulatório. Quando estas situações ocorrem, podem surgir sintomas em diversos sistemas do organismo.

O trato gastrointestinal é o local mais afetado por alergias tardias, no entanto, os sintomas podem se exacerbar e atingir o sistema nervoso, vias aéreas, urinárias, etc. A asma é um exemplo de quadro que tem sido associado a alergias tardias do tipo IgG. Um estudo analisou as exacerbações de asma que, geralmente, ocorrem devido à exposição a gatilhos, como vírus, poluentes e alérgenos. Embora seja amplamente aceito que a exposição aos alérgenos alimentares da imunoglobulina E (IgE) possa exacerbar os sintomas de asma, há poucos estudos que examinam as reações tardias mediadas por imunoglobulina G. Atualmente, já se tem conhecimento de casos em que indivíduos portadores de asma sofreram uma redução nos sintomas, diminuição da dependência de terapias farmacológicas e aumento da qualidade de vida, através da eliminação dos alimentos que demonstraram reatividade aos níveis de IgG identificados através de testes de soro.

Além do caso citado acima, o valor terapêutico da eliminação de alimentos reativos à IgG foi demonstrado para redução sintomática na síndrome do intestino irritável e enxaqueca. Este mesmo fenômeno também foi observado para outras doenças inflamatórias intestinais. Com base nos casos de sucesso no controle da asma mal controlada, os médicos podem considerar rotineiramente testar e rastrear pacientes para a presença de anticorpos anti-IgG.

Com a popularização dos testes de alergias alimentares tardias mediadas por IgG, é importante ressaltar a informação de que estes exames não são utilizados para o diagnóstico de alergias alimentares, entretanto, podem ser utilizados como coadjuvantes no tratamento de diversos problemas, através de dietas de eliminação baseadas no exame. A validade para este tipo de conduta é tida no alívio dos sintomas persistentes relatados por pacientes e infelizmente, não há diretrizes sobre qual classe de reatividade e por quanto tempo os alérgenos alimentares devem ser eliminados da alimentação, no entanto reduzir os níveis de IgG circulantes parece ser uma ferramenta promissora no combate à inflamação.

E quanto à conexão existente entre a microbiota intestinal e o sistema nervoso? Esta conexão é conhecida por eixo cérebro-intestino e relaciona de forma muito importante o metabolismo e a saúde mental. Funções importantes como a produção de neurotransmissores e a proteção dos neurônios estão relacionadas à saúde intestinal e o exemplo mais ilustrativo desta relação é o que ocorre com a serotonina. A serotonina é geralmente conhecida por balancear o nosso humor. Baixos níveis de serotonina no cérebro são associados à depressão, criminalidade e ansiedade. Estudos indicam que pessoas com alta autoestima e boa posição social tendem a apresentar altos níveis de serotonina e isso ocorre, pois, a serotonina é uma resposta aos sinais sociais a que estamos expostos.

A serotonina faz com que a pessoa tenha confiança em si mesma e a privação dela pode estar relacionada a comportamentos antissociais. Apesar da crença popular de que a maior parte da serotonina do corpo seja encontrada no cérebro, 90% dela está localizada no intestino e precisa de condições adequadas para atingir o sistema nervoso, ou seja, manter um microbioma saudável é um dos principais pontos de partida na prevenção de quadros depressivos, além de ser fator determinante para o sucesso das terapias antidepressivas.

Há muita dúvida da população em geral sobre quando utilizar um probiótico e qual o tipo de formulação deve ser usada. Apesar de pouco comum, existem exames que fazem a análise da composição bacteriana intestinal do indivíduo, mas não é necessário fazer o exame para que seja feita a prescrição. A composição do probiótico diz respeito aos tipos de cepas e quantidades oferecidas por dose do suplemento e essa formulação, geralmente, é feita com base nos sintomas apresentados pela pessoa que irá suplementar.

Alguns probióticos ganharam destaque nos últimos anos devido à capacidade de tratar sintomas de doenças específicas, como é o caso do VSL#3.

O VSL#3[7] é um probiótico fornecido pela CD Pharma India Pvt Ltd (afiliada da VSL Pharmaceuticals Inc, EUA). Cada sachê do produto contém 450 bilhões de UFC (unidades formadoras de colônia) compreendendo quatro cepas de Lactobacillus (L. acidophilus, L. plantarum, L. paracasei, L. delbrueckii subsp. Bulgaricus), três cepas de

---

[7] O professor Claudio De Simone inventou a *Formulação De Simone*, um produto probiótico de oito potências e alta potência, com um perfil bioquímico e imunológico específico nos anos 90. As principais cepas da *Formulação De Simone* são proprietárias, assim como os processos de fabricação e as proporções precisas de cepas necessárias para conferir benefícios como alimento medicinal. A formulação foi licenciada para a empresa VSL Pharmaceuticals, Inc. ("VSL Inc") e posteriormente foi produzida e comercializada sob o nome de marca "VSL # 3 ® *" de 2002 até janeiro de 2016. Quando De Simone encerrou seu relacionamento com a VSL Inc., ele fez uma parceria com a ExeGi Pharma, LLC para comercializar sua fórmula sob a marca VISBIOME.

Bifidobacterium (B. longum, B. breve, B. infantis) e uma estirpe de Streptococcus (S. thermophilus).

A mistura probiótica VSL#3 provou ser eficaz no tratamento de doenças inflamatórias intestinais e na síndrome do intestino irritável. Diversos estudos avaliaram a segurança e eficácia do VSL#3 na indução de remissão clínica de doenças intestinais e atualmente o produto ganha popularidade por apresentar ótimos resultados em relação ao proposto mesmo em tratamentos de curto prazo. Além das doenças intestinais, o VSL#3 tem se mostrado promissor no controle de outras doenças, como é o caso da doença hepática gordurosa não alcoólica (DHGNA), benefício que pôde ser verificado em um estudo realizado com crianças, que demonstrou melhora significativa da DHGNA após 4 meses de suplementação do probiótico.

A literatura comercial sobre suplementos probióticos ainda é bastante confusa em relação ao melhor horário do dia em que o produto deve ser utilizado para ter maior eficácia. Estudos indicam que a utilização dos probióticos após as refeições (avaliou-se o tempo médio de 30 minutos) prejudique a sobrevivência das bactérias.

Entretanto, a utilização do probiótico ao menos 30 minutos antes da refeição é bem aceita, pois o pH do estômago permanece alto e não sofreu alterações que poderiam prejudicar as cepas, ao contrário do que foi observado quando as cápsulas foram tomadas após a refeição (o número de bactérias sobreviventes do estômago e da passagem duodenal foi bastante reduzido à medida que o pH do sistema digestivo começou a diminuir).

Capítulo 4

Os anos me pesam na saúde

Inflamação e envelhecimento celular: causa ou consequência?

À medida que o ser humano envelhece, o sistema imunológico também envelhece. Mas qual é o efeito da idade no sistema imune? O que isso significa em termos de proteção contra doenças?

O tema "envelhecimento" se tornou muito popular nas últimas décadas, crescendo como área de estudo. A razão para que isso aconteça é muito simples, a humanidade está presenciando um aumento íngreme na expectativa de vida dos seres humanos desde o início do século 20. Fizemos um excelente progresso em relação à expectativa de vida e o que é mais importante, não há indícios de que tenhamos atingido os limites da nossa vida útil. Cerca de cem anos atrás, a principal contribuição para um aumento no tempo de vida foi uma sobrevivência muito melhor e mais adaptada dos seres humanos na sociedade durante a juventude. Isto foi conquistado através de melhores medidas no combate às doenças infecciosas, como a descoberta de antibióticos, melhores acompanhamentos da gestação e melhorias na higiene em geral.

Mais recentemente, porém, o aumento na expectativa de vida é principalmente percebido nos indivíduos idosos. Em todo o mundo, houve um aumento na expectativa de vida do indivíduo aos 60 anos de idade. Dados indicam que houveram seguidos aumentos neste número para os homens de 16,6 anos em 1992 seguido de 18,5 anos em 2012. Para as mulheres, esse aumento indica a diferença de 19,7 anos em 1990 para 20,5 anos em 2012. Nunca antes na história humana tantas pessoas idosas viveram em nosso planeta. De acordo com dados perspectivos obtidos pelas Nações Unidas, uma em cada cinco pessoas em todo o mundo terá mais de 65 anos até 2035.

Embora o tempo de vida dos seres humanos em geral esteja aumentando constantemente e alguns possam viver por 50, 60 anos, enquanto outros chegam (e até ultrapassam) os 100 anos de idade, as pesquisas atuais não se baseiam somente no tempo de vida de um indivíduo, mas também na qualidade de vida tida durante o tempo de vida, uma vez que o envelhecimento biológico em si é um fator de risco para diversos tipos de enfermidades como doença de Alzheimer, Parkinson, problemas neurológicos, problemas cardiovasculares, diabetes e outras.

Uma das razões pelas quais envelhecemos é a instabilidade do nosso genoma ocasionada pelo acúmulo de danos ao nosso material genético. A teoria de danos ao DNA do envelhecimento postula que o acúmulo de alterações no DNA resulta na perda de fidelidade funcional de células individuais e causa processos inflamatórios em diversos órgãos.

O processo de envelhecimento está intimamente relacionado ao processo inflamatório do organismo e por esta razão é que as chances de desenvolvimento de diversas doenças são muito maiores após uma determinada idade. Os seres humanos acumulam mediadores inflamatórios ao longo dos anos e os sistemas de proteção anti-inflamatórios, por sua vez, perdem eficiência com o passar do tempo. Um estudo realizado pelo Dr. Dale Bredesen, autor do livro "O fim do Alzheimer", avaliou marcadores inflamatórios em indivíduos portadores de Doença de Alzheimer e pôde verificar níveis aumentados de PCR, IL-1 e IL-6 ainda nas primeiras fases da doença, e a redução no grau de inflamação destes indivíduos foi relacionada à melhora dos sintomas e desaceleração do progresso da doença.

Quando falamos de envelhecimento, não podemos deixar de mencionar as síndromes progeróides, ou progeria, que incluem várias síndromes em que há o envelhecimento precoce. A síndrome de Hutchinson-Gilford e a síndrome de Werner são duas das doenças progeróides humanas mais bem caracterizadas, com traços clínicos imitando o envelhecimento fisiológico em idade jovem, sendo a primeira denominada progeria infantil e a segunda como progeria da idade adulta. Estas síndromes têm sido objeto de imenso interesse, uma vez que recapitulam muitos dos fenótipos observados no envelhecimento fisiológico. Elas não só fornecem "sistemas modelo" para estudos dos processos de envelhecimento normal, mas também nos dão informações valiosas sobre os mecanismos subjacentes à senescência.

No outro extremo, encontramos um grupo de pessoas a quem chamamos de centenários: pessoas que atingem e até ultrapassam os 100 anos de idade. Os centenários são indivíduos que escaparam da mortalidade infantil precoce e de resultados fatais de doenças complexas. Centenários podem ser estudados para avaliação das influências ambientais sobre a longevidade, bem como possíveis mecanismos genéticos e metabólicos subjacentes. Acredita-se que cerca de 20-30% dos traços de expectativa de vida são de caráter genético. Uma série de dados epidemiológicos obtidos nos estudos de diferentes populações sugere a presença de uma forte componente "familiar" para o que chamamos de longevidade humana. Estes estudos demonstram que familiares de primeiro grau de indivíduos com notável longevidade possuem uma vantagem de sobrevivência significativa e apresentam menor risco de desenvolvimento de problemas e doenças relacionadas à idade, tais como problemas cardiovasculares, diabetes e câncer.

Quando comparados à população em geral, irmãos de centenários possuem quase vinte vezes mais chances de atingirem os cem anos, independente do sexo e com evidências de que a saúde deste grupo é mantida em melhor estado por muito mais tempo. Desta forma, o indivíduo centenário é de fato muito mais saudável do que a média da população de 80 ou 90 anos de idade. Ponto notável sobre os indivíduos centenários é que, diversos pesquisadores sobre o estilo de vida deste grupo afirmam que centenários não são mais propensos a terem hábitos mais saudáveis de vida em relação aos indivíduos que não vivem por tanto tempo, como era de se esperar. Eles são igualmente suscetíveis ao fumo, à obesidade, e não apontam ser mais saudáveis em relação à dieta. Isso significa que algo não relacionado aos hábitos deste grupo contribui para o prolongamento da vida útil dos indivíduos em si e acredita-se que isto ocorra devido ao melhor funcionamento dos mecanismos de reparo celular desta população que faz com que haja menor grau de dano no DNA e, consequentemente, menor influência da inflamação no organismo em geral.

A gravidade dos distúrbios metabólicos e neurodegenerativos, a ausência da cura e o aumento da quantidade de idosos que estão em risco de desenvolver estes tipos de problemas requerem alguma ação, e são muitos os grupos de pesquisa em todo o mundo que trabalham para tentar revelar o mecanismo destes distúrbios, assim como, desenvolverem medicamentos, testes de diagnóstico e estratégias de prevenção.

Capítulo 5

Estou estressado (a)

A participação do estresse oxidativo no processo inflamatório

Todos nós estamos constantemente expostos a uma grande quantidade de compostos e substâncias nocivas ao organismo, denominados xenobióticos. Estas substâncias podem ser absorvidas pelos pulmões, pele ou intestino, como é o caso de poluentes, drogas, fármacos, alimentos e bebidas. Algumas dessas substâncias são inofensivas, mas outras são tóxicas quando se acumulam no organismo. Assim como nós estamos constantemente expostos a toxinas, estamos também, expostos aos oxidantes reativos do metabolismo. As espécies reativas de oxigênio (EROs) podem surgir como subprodutos do metabolismo endógeno ou podem ser classificados como exógenos, como ocorre na exposição a determinadas substâncias.

É amplamente sabido que o excesso de radicais livres danifica importantes sistemas de controle celular do organismo, assim como causa danos ao DNA e pode ser o ponto de partida para o surgimento de diversas doenças. Mutações que ocorrem no DNA devido à alta exposição ao estresse oxidativo são tidas como uma das formas de iniciação de tumores. No entanto, a produção controlada de oxidantes em células normais tem finalidades importantes na manutenção do equilíbrio do organismo, atuando no controle da proliferação celular.

Além da possibilidade de neutralização dos radicais livres através de compostos antioxidantes de origem dietética, o organismo humano possui naturalmente um sistema de defesa antioxidante. A homeostase do oxigênio que envolve o equilíbrio entre oxidantes e antioxidantes no organismo é mantida através de reações de oxirredução (redox). A alta exposição aos EROs altera o equilíbrio redox, desencadeando a atividade de genes com capacidade de produção de citocinas inflamatórias, como o fator de necrose tumoral alfa (TNF-alfa) e as interleucinas 1, 2, 6 e 12. Neste contexto, é importante notar que o próprio processo inflamatório gerado por citocinas pode levar à produção de radicais livres, fazendo com que a exposição prejudicial seja ampliada gradativamente, com consequente aumento nas chances de desenvolvimento de problemas de saúde. Desta forma, a ativação de mecanismos anti-inflamatórios, como o sistema Nrf2, desempenha um papel importante na interrupção deste ciclo.

Diversos estudos recentes indicam que o fator de transcrição Nrf2 (*nuclear factor erythroid 2-related factor 2*) seja o mais potente mecanismo de proteção celular dos vertebrados e um dos principais envolvidos na atividade de genes que codificam enzimas antioxidantes, contribuindo para o processo anti-inflamatório e melhorando a resposta imune.

O Nrf2 é mediado no organismo através da via Keap1–Nrf2[8], e é responsável por reconhecer uma sequência única de DNA conhecida como elemento de resposta antioxidante. De forma bem simplificada, em condições normais, o Nrf2 liga-se ao Keap1 no citoplasma, e em contato com espécies reativas de oxigênio inicia a

---

[8] Keap1: *Kelch-like ECH-associated protein 1*

atividade de vários genes que protegem as células dos danos que podem ser causados por essa exposição. Para se ter uma ideia do quanto a atividade do Nrf2 é importante, diversos estudos realizados com animais e, posteriormente, estudos avaliando a atividade do Nrf2 em seres humanos permitiram observar que o desenvolvimento de diversos problemas de saúde é acelerado na ausência ou na baixa atividade do mecanismo protetor Nrf2.

Além da atividade anti-inflamatória, o Nrf2 faz parte do sistema de detoxificação da fase II do organismo (a expressão de Nrf2 é altamente expressa nos pulmões, fígado e rins), que é fundamental para a eliminação de toxinas, transformando compostos lipossolúveis em compostos solúveis em água que podem ser facilmente eliminados pelo organismo. O Nrf2 ainda atua inativando metabólitos e compostos altamente reativos, como os produtos das reações de fase I da detoxificação.

Dentre os resultados dos estudos envolvendo os mecanismos da via Nrf2, verificou-se a hepatotoxicidade aguda em camundongos após a exposição ao acetaminofeno, maior propensão ao enfisema pulmonar induzido pela fumaça do cigarro, fibrose pulmonar induzida por bleomicina, entre outros. Além disso, verificou-se a tendência ao desenvolvimento espontâneo de inúmeros distúrbios inflamatórios, incluindo glomerulonefrite, anemia hemolítica imunomediada e inflamação autoimune de múltiplos órgãos.

Credita-se este resultado ao acúmulo crônico de espécies reativas de oxigênio intracelular e à incapacidade de defesa do organismo, que parece estar relacionado diretamente ao surgimento destes distúrbios. Neste ponto, é importante reconhecer o papel de algumas substâncias como sendo tóxicas ao organismo e seu bom funcionamento.

Embora a discussão alimentar relacionada ao desenvolvimento de doenças esteja mais centrada em encontrar nutrientes com papéis preventivos destas doenças, devemos reconhecer o papel dos compostos dietéticos considerados tóxicos por aumentarem de forma significativa a produção de espécies reativas de oxigênio. Alguns alimentos e substâncias são altamente carcinogênicos, de forma comprovada ou suspeita, por terem atividade que rompe os mecanismos de defesa e reparação do organismo. Muitas destas substâncias estão presentes em alimentos, na forma de micotoxinas (alimentos mofados), hidrocarbonetos aromáticos policíclicos e aminas heterocíclicas (carnes e peixes grelhados, fritos ou carbonizados), N-nitrosoaminas (alimentos preservados com nitratos e nitritos, como embutidos), álcool (bebidas alcoólicas), bem como certos aditivos cosméticos e alimentares, metais e pesticidas, como o glifosato.

Exemplo desta relação que há entre substâncias tóxicas e a diminuição da capacidade de controle da atividade inflamatória do organismo é a que ocorre com a ingestão de ocratoxina A (OTA), uma micotoxina produzida por diversos fungos das espécies *Penicillium Aspergillus*. A OTA ocorre naturalmente em diversos produtos vegetais, como cereais, café em grão, cacau, especiarias e frutos secos em todo o mundo e já foi detectada em produtos à base de cereais e em produtos de origem animal, como nos rins de porco. Os estudos da frequência de ocorrência e do teor de ocratoxina A em amostras de alimentos e de sangue humano revelam a contaminação frequente à qual estamos expostos. A micotoxina possui propriedades cancerígenas, nefrotóxicas, teratogênicas, imunotóxicas e, possivelmente, neurotóxicas.

Altas quantidades da ocratoxina A têm sido relacionadas com nefropatias humanas e pesquisas indicam que o tempo de meia-vida da ocratoxina A nos seres humanos seja bastante longo. O potencial nefrotóxico da OTA pode estar relacionado à disfunção mitocondrial que leva à escassez de energia e consequente aumento na produção de espécies reativas de oxigênio. Muitos genes regulados por Nrf2 estão envolvidos em processos de detoxificação e antioxidação, desta forma, o mau funcionamento de Nrf2 é capaz de prejudicar a célula, permitindo o aumento do estresse oxidativo nestes locais. Tal hipótese foi confirmada *in vitro* e *in vivo* através da depleção de enzimas Nrf2 nas células, regulada pela exposição à OTA.

Capítulo 6

Câncer: a palavra do medo

A progressão dos tumores depende do ambiente inflamado

O câncer é uma doença muito comum e complexa, com alta incidência, caracterizada por múltiplas alterações genéticas e moleculares que envolvem a transformação celular, com desregulação da morte celular – apoptose - e proliferação celular. A célula cancerosa apresenta outras características comuns, como capacidade de invasão celular, denominada metástase, e angiogênese. Cada célula de câncer é, primariamente, uma célula normal e para que a célula normal se transforme em célula de câncer, é necessário ocorrer algumas mutações que alteram a função celular.

Durante décadas, os cientistas têm tentado descobrir o que causa o câncer. Análises de dados e estudos indicam que a incidência de câncer pode ser interpretada como o resultado de uma série de eventos que ocorrem no organismo durante um longo período de tempo. A maioria das pessoas está ciente de que alguns fatores externos, como a exposição à radiação, alimentação inadequada e produtos químicos podem levar ao câncer, entretanto os números de mortes por câncer não param de aumentar. O que se observa é que as pessoas não gostam e não se sentem bem quando ouvem falar em câncer, mas pouco fazem, de fato, para evitá-lo.

O câncer é tipicamente uma doença que afeta indivíduos mais velhos, e é sabido que o risco de desenvolver um câncer aumenta na medida em que se envelhece, fato este, que levou os cientistas na década de 1950 a organizarem um modelo de estágio múltiplo para o câncer em que seis ou sete fatores prejudiciais (eventos) foram necessários para produzir a doença. Conforme danos ao DNA se acumulam, mais casos de câncer são vistos na população.

Pensando em um grupo de células normais, elas se proliferam de forma controlada. No entanto, algumas mutações podem fazer com que surjam erros no ciclo celular, permitindo que as células cresçam e se dividam um pouco mais rápido do que as outras células. Este grupo de células que se proliferam rapidamente está mais suscetível a futuros eventos prejudiciais. Cada mutação sucessiva nestas células gera novas células com maiores habilidades para sobreviverem e aumentarem em número. O resultado deste descontrole no ciclo celular é que pode levar ao surgimento de tumores. Em determinados estágios, os tumores podem ser removidos através de cirurgia, razão pela qual é importante detectar o câncer em fase inicial.

No entanto, algumas células também podem adquirir alterações adicionais que as tornam invasivas, com capacidade para formar metástases ou tumores secundários. O câncer é o resultado de uma série de mudanças, que são passos no caminho para a formação do tumor e a exposição a agentes prejudiciais ao DNA aumenta a probabilidade de ocorrência de cada passo determinante para a formação tumoral.

A hipótese mais aceita da origem do câncer foi estabelecida por Douglas Hanahan e Robert Weinberg, que propunham que para que uma célula saudável adquira as propriedades de uma célula cancerosa, seriam necessárias seis alterações à função celular normal. Os seis eventos tidos como marcas do câncer são a auto-suficiência em sinais de crescimento, insensibilidade aos sinais anti-crescimento, imortalidade da célula, potencial ilimitado para replicação, capacidade de formar novo suprimento de sangue e por último a capacidade de invadir outros tecidos e crescer longe do local de origem. Estas características podem ser adquiridas em qualquer ordem, mas somente quando há a ocorrência da maioria delas é que a célula sadia se torna uma célula de câncer.

A necessidade da junção destes requisitos explica o fato de que o câncer é relativamente raro ao longo da vida do indivíduo. Uma célula normal não cresce sem que haja sinais que "autorizem" o crescimento, no entanto a célula cancerosa cresce independente desta autorização, através de meios alternativos ao funcionamento normal do crescimento, que podem ocorrer com a produção de seus próprios fatores de crescimento ou através do aumento na expressão dos receptores de fatores de crescimento. Pode ocorrer, também, dos receptores dos fatores de crescimento se tornarem constantemente ativos, anulando mais uma vez a necessidade da sinalização anteriormente mencionada. Mutações em vários pontos ao longo da via de sinalização de crescimento podem ativar o crescimento desenfreado da célula e estes sinais de crescimento, por vezes, podem promover a capacidade de sobrevivência celular.

A pesquisa do câncer progrediu muito nos últimos anos e outros fatores foram encorporados às características do câncer, como metabolismo energético desregulado e escape à destruição imune. Além disso, foram descritas outras duas características de ativação que não são, obrigatoriamente, necessárias para que uma célula se torne cancerígena, mas que podem acelerar o processo, que são a instabilidade do genoma e a inflamação promotora de tumores. A descrição destas características, juntamente com a compreensão de que os tumores não são apenas uma massa de células em proliferação, mas tecidos complexos, compreendendo células tumorais, novos vasos sanguíneos, fibroblastos associados a tumores e células imunes trouxe à atualidade uma nova compreensão do desenvolvimento do câncer.

Embora alguns indivíduos herdem mutações que predisponham ao câncer familiar, a maioria das mutações que ocorrem nos tumores de ambos os pacientes com câncer esporádico e familiar, surgem durante a vida do indivíduo. Danos no DNA são muito comuns e cada célula adquire centenas de milhares de lesões no DNA todos os dias. Felizmente, a maioria destes danos, são reparados em tempo hábil. No entanto, alguns tipos de danos no DNA, tais como alterações que ocorrem em bases nitrogenadas, são mais difíceis de corrigir. Trata-se por fatores de mutações endógenos aqueles produzidos pelo próprio organismo e capazes de causar danos ao DNA, como é o caso das espécies reativas de oxigênio, entretanto além desta fonte de dano, nossas células estão expostas a fontes exógenas de danos ao DNA (genotóxicas), como os produtos químicos encontrados na fumaça do cigarro e a radiação. Novamente, a maior parte do dano ocorrido é corrigida pela maquinaria de reparo do DNA, mas se o nível de exposição for muito alto, baseado em quantidade e frequência, as lesões podem causar mutações definitivas.

Desta forma, ainda que o mecanismo de reparação do DNA seja bastante eficiente, os esforços não são totalmente eficazes e indivíduos com mutações genéticas hereditárias em genes de reparo de DNA ou aqueles que estão expostos a agentes genotóxicos têm um risco aumentado de desenvolvimento de câncer.

Os estudos migratórios são muito eficientes em nos mostrar como estas diferenças entre as interações ambientais podem refletir no que conhecemos por predisposição. Os resultados de um destes estudos, por exemplo, mostra que o risco de câncer de próstata individual pode ser alterado conforme o local de habitação, ou seja, o risco está totalmente relacionado com os hábitos da região, como ocorre com homens japoneses que se mudam do Japão (um país com baixa incidência de câncer de próstata) para os EUA (alta incidência do câncer), situação em que há um aumento de 50% no risco de desenvolver câncer de próstata.

Diante de análises como esta, pôde-se estimar que aproximadamente 35% dos cânceres são potencialmente evitáveis por modificação nutricional e adoção de hábitos de vida mais saudáveis. Atualmente já são conhecidos diversos nutrientes com um papel muito especial na prevenção do câncer, como as vitaminas, minerais, fitoesteróis, polifenóis, isotiocianatos, saponinas e lipídios especializados e desde que prescritos com critério e de acordo com as necessidades individuais, podem ser grandes aliados na prevenção de doenças.

Nutrigenética é a ciência que estuda o efeito da variação genética na interação existente entre dieta e doença, diante de um perfil genético individual. *Nutrigenômica* é a ciência que estuda a influência dos nutrientes no genoma como um todo, e envolve as interações epigenéticas do nosso genoma em relação aos nutrientes da dieta.

Capítulo 7

Formas de reduzir a inflamação

Estratégias e compostos promissores no controle da inflamação

Capítulo 7.1 - Intervenções Nutricionais

Fasting-Mimicking Diet
O aprimoramento do jejum intermitente

A primeira publicação científica que mostra a relação entre restrição calórica e longevidade data de 1935. Por volta desse período, a pesquisa sobre nutrição tinha sua principal motivação no fato de que a desnutrição era um grave problema de saúde pública. A mortalidade infantil alcançava taxas muito altas e a expectativa de vida era de cerca de 53 anos. Estudos realizados em roedores sobre como a nutrição influencia o crescimento e a saúde mostraram que a desnutrição ocasionada pela redução dos alimentos está diretamente relacionada ao retardo no crescimento, taxas mais elevadas de doenças e menor tempo de vida, imitando a situação de grande parte da humanidade na época. Deste modo, a conclusão foi de que a restrição de alimentos pode resultar em menor expectativa de vida devido às alterações nutricionais que causam más condições de saúde, neste caso, a desnutrição. McCay, Crowell e Maynard, autores deste artigo, entenderam que se você quiser estudar a relação entre a taxa de crescimento, a saúde e expectativa de vida, você tem que limitar apenas os fatores que determinam o crescimento, ou seja, as calorias e ainda que haja redução calórica, a dieta deve permitir que o animal mantenha a boa saúde a fim de atingir a velhice. Diante do exposto, fica evidente na pesquisa a importância da qualidade dos alimentos e manutenção de proteínas, vitaminas e minerais, para que não haja desnutrição. O resultado do experimento demonstrou que a redução de calorias retardou o crescimento durante desenvolvimento, com redução no tamanho final do animal, mas prolongou consideravelmente a vida destes animais. Pode-se dizer que este artigo levou à conclusão de que a extensão do tempo de vida por restrição calórica foi resultado de um atraso no crescimento e desenvolvimento.

No mesmo jornal, McDonald e Ramsey publicaram em 2010 uma visão histórica e agradável como uma homenagem ao primeiro papel tratando da restrição calórica. Neste levantamento histórico dos estudos de restrição calórica, observou-se que a técnica de restrição calórica e a prevenção do sobrepeso eram capazes de prevenir o câncer. Entre os anos de 1946 e 1955, diferentes dietas e estratégias de alimentação foram examinadas, levando à conclusão de que, para determinadas finalidades, o jejum intermitente, tão popular atualmente, é tão eficaz quanto à restrição calórica crônica. Em seguida, há um período em que os estudos passam a ser padronizados e a longevidade aparece como foco de pesquisa. Entre 1976 e 1985, foi demonstrado que a restrição calórica iniciada na vida adulta também tem efeitos benéficos para a saúde, desvinculando a questão do desenvolvimento e crescimento precoce. Desde então, a restrição calórica é usada como modelo para avaliar padrões de envelhecimento e doenças relacionadas à idade. Na sequência da linha tempo, segue-se um período de extensos estudos sobre os efeitos da restrição calórica em roedores e macacos. Somente a partir de 1996 é que foram identificadas as primeiras vias moleculares dentro do tema abordado, muitas vezes fazendo uso de organismos simples como minhocas e moscas.

* São inúmeros os estudos com resultados positivos da avaliação da restrição calórica em benefício da saúde humana, no entanto, existem diversos estudos em que os resultados não puderam ser comprovados. Tratamos estes estudos como positivos e negativos, respectivamente. Em um estudo com 41 ratos diferentes geneticamente demonstrou-se que 40% dos animais avaliados foram beneficiados com a restrição calórica enquanto os outros 60% não, mostrando que o perfil genético pode ser determinante para o resultado da restrição calórica. A partir de estudos desse tipo, podemos concluir que, embora a restrição calórica melhore a saúde e a expectativa de vida em muitas espécies e estudos, o que estamos estudando não são apenas os efeitos da restrição calórica, mas também as diferenças que existem em diferentes tipos de dietas e perfis genéticos.

Assim como resultados positivos e negativos foram encontrados nos estudos envolvendo roedores, o mesmo acontece nos estudos realizados em primatas não humanos. O que se observa na comparação de estudos positivos e negativos é a diferença que está principalmente na composição alimentar e regimes de alimentação utilizados nestas pesquisas. Alguns dados interessantes surgem da análise da qualidade dos alimentos utilizados, como a relação existente entre as quantidades superiores e não saudáveis de gordura e sacarose encontradas nos estudos de resultados positivos.

A compreensão da base molecular dos efeitos fisiológicos observados na restrição calórica pode nos fornecer novas ideias sobre como alcançar o envelhecimento saudável e combater diversos tipos de doenças que acometem o ser humano. A restrição calórica resulta em alterações nos níveis e na atividade de fatores biológicos que, por sua vez, medeiam mudanças nos fatores sistêmicos que levam a alterações metabólicas e assim por diante. Dessa forma, o organismo se adapta às mudanças que realizamos na nossa alimentação e disponibilidade de nutrientes. Obviamente, para termos uma ideia real do mecanismo molecular envolvido na restrição calórica e longevidade, a análise é realizada na mediação dos efeitos positivos.

O principal regulador destes efeitos positivos da restrição calórica é o mTORC1, um grande complexo da via sinalizadora mTOR e vários cofatores, que pode ser farmacologicamente inibido pela droga Rapamicina. Em termos gerais e de forma bastante simplificada, a estimulação contínua de mTORC1 por uma dieta com alto teor calórico resulta em ratos obesos e pouco saudáveis e todas as formas de inibição da via mTORC1, seja por restrição calórica, uso da Rapamicina, ou por mutações genéticas na via que reduzem a sinalização de mTOR, resultam num fenótipo saudável. O mTORC1 é uma espécie de centro de controle que integra os sinais recebidos pelos nutrientes e energia com a sinalização de fatores de crescimento. Como resultado, há o estímulo da síntese proteica, inibição da autofagia, entre outros efeitos no organismo. Após diversas análises acerca da atividade de mTORC1, soube-se que este complexo é extremamente regulado, variando sua ação de acordo com sinais específicos de atividade e inatividade, através do estímulo dado por cofatores e hormônios, disponibilidade de aminoácidos e até disponibilidade de oxigênio. Mas mTORC1 também pode ser estimulado por oncogenes em células cancerosas para estimular o crescimento e proliferação das células de tumor.

Estudos laboratoriais referentes ao mTORC1 e à tradução específica de RNAs mensageiros descobriram que mTORC1 estimula a tradução para um fator de transcrição chamado C/EBPbeta-LIP (LIP é uma proteína que se liga a locais específicos no DNA que, por sua vez, estão envolvidos na regulação de genes metabólicos). O que sabemos é que a restrição calórica ou o tratamento realizado com rapamicina inibem a atividade de mTORC1, o que resulta em uma redução da tradução da proteína LIP. Estudos em laboratório demonstram que a alta ingestão calórica em uma dieta rica em gordura pode ativar mTORC1 e induzir a produção de LIP em ratos. A restrição calórica, por sua vez, tem efeitos opostos, reduzindo a atividade de mTORC1 e consequentemente, LIP. Os animais geneticamente modificados que são deficientes em LIP parecem ter, pelo menos parcialmente, um fenótipo semelhante ao que obtemos com a restrição calórica permanente.

Na sequência das análises envolvendo a restrição calórica e o desenvolvimento de doenças, o foco é voltado à composição nutricional das dietas utilizadas nos estudos. Até um certo momento, acreditava-se que a redução calórica de, em média, até 30% na quantidade diária de alimentos, de 1 a 3 vezes na semana seria o responsável pela prolongação da vida dos animais. Atualmente, as evidências crescentes apontam para o fato de que seja mais provável que o equilíbrio de macronutrientes, em particular o equilíbrio entre proteínas e carboidratos, o principal influenciador da saúde e a duração da vida em camundongos.

Recentemente a revista Cell Metabolism publicou um artigo de Samantha Solon-Biet et al. sobre a questão dos efeitos da dieta sobre a saúde e a longevidade. Em um estudo de coorte, os pesquisadores utilizaram uma estrutura geométrica (método de modelagem nutricional), para analisar a saúde e o tempo de vida de 25 camundongos em 25 dietas diferentes. Estas dietas eram diferentes em relação às quantidades de proteínas (5% a

60%), carboidratos (15% a 75%) e teor de gordura (16% a 75%), bem como havia variação na densidade energética. Ao final do estudo, foi demonstrado que a vida média de ratos em dietas ricas em carboidratos e baixo teor de proteína aumentou e curiosamente, o tempo de vida não foi influenciado pelo consumo total de calorias. Em face deste resultado, foram avaliadas as condições moleculares dos animais estudados, permitindo a observação de que o aumento da ingestão de proteínas causou a ativação de mTORC1 no fígado, com consequente redução no tempo de vida do animal, enquanto aqueles mantidos em dieta com baixa proteína apresentaram baixa ativação do mTORC1 e prolongamento da vida. Seria então, o caso de trabalharmos a restrição proteica ao invés da restrição calórica em si? Este é um ponto que merece atenção, pois com a popularização das chamadas dietas da proteína, a maior parte das pessoas trata o carboidrato como vilão e faz a combinação de jejum intermitente com períodos de alimentação rica em proteínas. Ainda que os resultados destes estudos sejam bastante interessantes, não é certo de que o mesmo ocorra com seres humanos, mas este é um ponto de partida para maiores investigações.

Ainda na revista Cell Metabolism, o estudo de Morgan Levine et al. foi publicado abordando esta questão que relaciona a ingestão proteica com a mortalidade. Este curioso estudo foi realizado em uma população humana e incluiu mais de seis mil adultos com idades entre 50 anos ou mais. Os dados de ingestão de nutrientes foram obtidos através de relatórios de 24 horas, para todos os indivíduos participantes. Em média, os indivíduos consumiram cerca de 1800 calorias por dia. Dependendo da quantidade de proteínas ingeridas, foram criados três grupos: grupo com alto teor protéico (20% ou mais de calorias obtidas a partir de proteína), grupo proteico moderado (10% a 19%) e por fim, um grupo de baixo consumo de proteína (<10% de calorias provenientes de proteínas). As informações sobre a mortalidade, bem como a causa da morte, foram disponibilizadas para o estudo. Os resultados deste estudo mostraram que, entre os indivíduos com idade igual ou superior a 50 anos, o nível de ingestão protéica está associado ao aumento da mortalidade por diabetes. No entanto, o nível de ingestão de proteínas não foi associado com as diferenças em todas as causas, como câncer e mortalidade por doenças cardiovasculares. Ainda que o estudo seja inconclusivo, pois existem outros fatores a serem analisados como os relacionados às causas de mortes, foi encontrada uma interação global de idade para a associação entre o consumo de proteínas e a mortalidade. Dietas de baixa proteína parecem ser benéficas durante a meia-idade e curiosamente, o efeito da ingestão de proteína reverte em idades posteriores. Portanto, após a idade de 65 anos, pode ser importante adotar um aumento gradual na ingestão de proteínas. Ainda em relação à idade, tem sido demonstrado que uma dieta composta pela maioria dos alimentos provenientes de nutrientes de origem vegetal é benéfica para todos os grupos etários.

A especulação sobre a melhor dieta ou sobre quais os nutrientes devem ser priorizados na alimentação levou os pesquisadores à análise dos resultados de variados protocolos no desenvolvimento e progressão de quadros inflamatórios que desregulam o organismo ocasionando doenças crônicas. Neste contexto, surge o que ficou conhecido como *Fasting-Mimicking Diet* [9] (FMD), ou "Dieta que imita os efeitos do jejum".

Dentre os benefícios creditados à FMD, estão: a capacidade da estratégia em rejuvenescer o sistema imunológico e reduzir a incidência de câncer (observado em camundongos C57BL/6), promover a neurogênese do hipocampo e melhora no desempenho cognitivo e ocasionar mudanças benéficas nos fatores de risco de doenças relacionadas à idade em humanos. Além disso, em uma publicação recente do Jornal *Cell Reports*, foi relatado que a FMD pode modular a microbiota e promover a regeneração intestinal em pacientes portadores de doença inflamatória do intestino. A publicação de março de 2019 menciona a melhor capacidade de ciclos de FMD em reverter parcialmente a doença inflamatória do intestino quando comparada ao regime de jejum feito somente com água, e segundo a publicação, foi verificada uma melhora

---

[9] O *fasting mimicking diet* foi criado pelo Dr. Valter Longo, biogerontologista e biólogo celular conhecido por seus estudos sobre o papel dos genes em resposta ao jejum e seus efeitos no envelhecimento. Longo é diretor do Instituto de Longevidade da USC, membro do corpo docente da USC Davis School of Gerontology e do Ethel Percy Andrus Gerontology Center.

nos marcadores inflamatórios dos indivíduos testados, com melhor capacidade regenerativa dos tecidos, expansão das colônias de bactérias intestinais do tipo *Lactobacillaceae* e *Bifidobacteriaceae* e diminuição da inflamação sistêmica com consequente aumento nos glóbulos brancos dos participantes do estudo.

A FMD sempre foi muito divulgada por seus benefícios em promover a regeneração mitocondrial, e o protocolo da estratégia é simples, devendo ser realizado periodicamente em combinação com a dieta habitual. Durante o período de restrição calórica, há um número exato de calorias e macronutrientes a serem seguidos e os melhores resultados puderam ser obtidos com 3 ciclos mensais de 5 dias de FMD, contudo, avaliações realizadas com 2 ciclos mensais já apresentam uma melhora significativa nos marcadores inflamatórios e fatores de envelhecimento.

A principal característica da dieta que imita os efeitos do jejum é, além da quantidade reduzida de calorias, a quantidade limitada de proteínas a serem ingeridas, e por esta razão, a formulação do plano alimentar deve ser feita por um profissional capacitado em avaliar as condições individuais do paciente e fazer as melhores escolhas em relação aos alimentos que serão consumidos no período de jejum prolongado.

O protocolo de FMD, basicamente, aponta que não há necessidade de realização de longos períodos de jejum como é feito no jejum intermitente para que haja os efeitos positivos do jejum em si, desta forma, a dieta permanece fracionada ao longo do dia, ressaltando que a restrição proteica é o fator fundamental do protocolo. Deve haver a suplementação de vitaminas e minerais durante o período de FMD, a fim de não depletar os estoques de micronutrientes e permitir o adequado funcionamento das funções biológicas.

Visto isso, segue abaixo a recomendação desenvolvida pelo Dr. Valter Longo, do Instituto de Longevidade, Leonard Davis School of Gerontology e Departamento de Ciências Biológicas da Universidade do Sul da Califórnia (Los Angeles) para a realização da dieta que imita os efeitos do jejum.

	DIA 1	DIA 2	DIA 3	DIA 4	DIA 5
KCAL	1.090	725	725	725	725
PTN	10%	9%	9%	9%	9%
CHO	34%	47%	47%	47%	47%
LIP	56%	44%	44%	44%	44%

- KCAL: Calorias; PTN: Proteínas; CHO: Carboidratos; LIP: Lipídios

O ideal é que, após os 5 dias de restrição calórica, o retorno à dieta habitual seja feito de forma gradativa até à total normalização, como o exemplo que segue na próxima tabela (para fins de ilustração do caso, utilizaremos um indivíduo com dieta habitual de 1.500 kcal/dia).

	DIA 6	DIA 7	DIA 8 EM DIANTE
KCAL	1.200	1.400	1.500
PTN	15%	20%	30%
CHO	60%	55%	50%
LIP	25%	25%	20%

- KCAL: Calorias; PTN: Proteínas; CHO: Carboidratos; LIP: Lipídios

Capítulo 7.2 – Compostos e Substâncias

Ômega-3

Anti-inflamatório
Protetor do sistema nervoso central
Melhora a resposta de neurotransmissores

O ômega-3 é um ácido graxo poli-insaturado, constituído por ácido eicosapentaenoico (EPA), ácido docosaexaenoico (DHA) e ácido alfa-linolênico (ALA). Trata-se de um ácido graxo essencial, não produzido pelo corpo humano e que deve ser obtido através da alimentação. Peixe gordo, como o salmão, é a principal fonte de EPA e DHA atualmente na dieta humana. O armazenamento dos ácidos graxos na gordura do peixe ocorre através da ingestão de microalgas, como zooplâncton e fitoplâncton. Óleo de microalgas é uma alternativa ao óleo de peixe, com o benefício adicional de ser mais apropriado para dietas vegetarianas. Como a grande maioria de toda suplementação de ômega-3 deriva de óleo de peixe, são subprodutos de origem animal. Embora veganos e vegetarianos tendam a ter concentrações reduzidas de EPA e DHA circulantes, eles também possuem mecanismos adaptativos para atenuar o declínio. Uma depleção absoluta desses ácidos graxos não é vista em um sistema vivo. De origem vegetal, encontramos opções como a semente de linho, nozes e soja, pois são as principais fontes de ALA. Uma segunda classe de ácidos graxos poli-insaturados é o ômega-6, que tem como membro o ácido linoleico (LA), podendo ser encontrado na maioria dos óleos vegetais, incluindo milho, amendoim, girassol, açafrão e azeite.

A proporção dietética ideal de ácidos graxos ômega-6 e ômega-3 é de aproximadamente 1:1, pois o que nos falta em ômega-3, nosso organismo utiliza ômega-6 como um substituto. Entretanto, as consequências do excesso de ácidos graxos ômega-6 são prejudiciais à saúde, podendo promover muitas doenças, incluindo doenças cardiovasculares, câncer, diabetes, doenças inflamatórias e autoimunes. Essa substituição no organismo geralmente ocorre devido ao fato de que ambos os ômegas 6 e 3 competem por sítios ativos da mesma enzima. Tanto o ácido alfa-linolênico (ômega-3) como o ácido linoleico (ômega-6) faz ligação com a enzima delta-6 dessaturase, no entanto, o ácido alfa-linolênico (ALA) tem uma maior afinidade pela enzima. Por ligação à delta-6 dessaturase, o ácido alfa-linolênico (ALA) pode ser convertido em ácido eicosapentaenoico (EPA) e, subsequentemente, ácido docosaexaenoico (DHA), enquanto o ácido linoleico (LA) é convertido em ácido araquidônico, que por sua vez é conhecido por sua atividade pró-inflamatória.

Um estudo adicional descobriu que o ácido linoleico (ômega-6) inibe a incorporação de ácido eicosapentaenoico (EPA) a partir de suplementos dietéticos de óleo de peixe. Estes dados sugerem que, para que obtenhamos o máximo de benefícios de ácidos graxos ômega-3, é importante que haja redução na ingestão de ácidos graxos ômega-6. É também muito importante notar que, embora ALA possa ser convertido em EPA e DHA, este mecanismo de conversão não é muito eficiente. Em um estudo, apenas 5% de ALA foi convertido em EPA e apenas 0,5% foi convertido em DHA. A facilidade com que o ácido graxo ômega-3 é oxidado também requer atenção. A vitamina E desempenha um papel crítico na prevenção da oxidação de ácidos graxos ômega-3, e recomenda-se a proporção de 0,6 mg de vitamina E para cada grama de ômega-3, a fim de evitar perdas.

Os processos inflamatórios são responsáveis por uma infinidade de doenças, incluindo artrite reumatoide, aterosclerose, asma, doença inflamatória do intestino, Crohn, colite ulcerativa, lúpus, esclerose múltipla, enxaqueca e diabetes. Como mencionado, ácidos graxos ômega-6 produzem ácido araquidônico e subsequentemente geram eicosanoides pró-inflamatórios que medeiam a resposta inflamatória. O ômega-3 inibe a conversão do ácido araquidônico em prostaglandinas e leucotrienos, diminuindo a resposta inflamatória. A suplementação de ômega-3 também reduz os níveis séricos de fator de necrose tumoral alfa (TNF-alfa) e interleucina 1 (IL-1), ambos marcadores de inflamação. Além disso, a suplementação de DHA reduz a inflamação, conforme níveis reduzidos obtidos de proteína C-reativa (PCR) e IL-6. Por si só, estes dados já sugerem que os ácidos graxos ômega-3 são potentes moléculas anti-inflamatórias.

Estudos epidemiológicos revelaram que o consumo de óleo de peixe diminui a incidência de câncer.

Um destes estudos envolvendo 14.500 mulheres norueguesas que consumiam peixe escaldado (como o salmão) ao menos cinco vezes por semana detectou 30% menos probabilidade de estas mulheres desenvolverem câncer de mama. Outro estudo verificou que as mulheres norueguesas com câncer de mama e uma dieta rica em peixes gordos tiveram redução de 30% na mortalidade em comparação com as mulheres com um baixo consumo de peixe. Além destas relações com o câncer de mama, as mulheres que consomem grandes quantidades de ácidos graxos ômega-3 têm um risco significativamente reduzido de desenvolver câncer do endométrio e até 40% menos chances de desenvolver câncer de ovário. Para os homens, há indícios de que o ômega-3 seja protetor ao câncer de próstata, no entanto mais evidências são necessárias.

A função do ômega-3 no sistema nervoso também é de extrema importância. Aproximadamente 50 a 60% do cérebro adulto é composto de lipídios e o principal ácido graxo ômega-3 encontrado no cérebro é tido na forma de DHA, chegando a atingir de 10-20% da composição lipídica total. O DHA promove a formação de membranas sinápticas, bem como aumenta os níveis de proteínas de membrana pré e pós-sinápticas. Tanto o DHA como a EPA aumentam o número de espinhas dendríticas e sinapses no hipocampo, a área do cérebro envolvida na memória. O DHA aumenta a neurotransmissão como resultado do aumento do número de sinapses em certas áreas do cérebro. Os ácidos graxos ômega-3 influenciam a neurotransmissão dopaminérgica, noradrenérgica, serotoninérgica e gabaérgica em áreas específicas do cérebro. O ômega-3 pode aumentar os níveis de dopamina no córtex frontal em até 40%, e proteger as células neuronais dos efeitos inflamatórios do TNF-alfa. O TNF-alfa inibe a acetilcolina, o neurotransmissor vagal primário, portanto, o ômega-3 aumentando a acetilcolina resulta no aumento da síntese de óxido nítrico no cérebro, evitando a apoptose neuronal e promovendo a melhora e consolidação da memória.

Vários estudos têm demonstrado que o aumento do consumo de ômega-3 durante a gravidez resulta em crianças com melhor função neurológica. Um destes estudos mostrou que as mulheres grávidas com ingestão de 1,1 g de EPA por dia e 2,2 g de DHA por dia em suas dietas aumentaram significativamente a coordenação mão-olho do filho em comparação com os controles aos dois anos e meio de idade. As melhorias na coordenação mão-olho foram correlacionadas com um aumento nos ácidos graxos ômega-3 encontrados no sangue do cordão umbilical amostrado. Outro estudo descobriu que o consumo materno de quantidade menor do que 380 mg de óleo de peixe por semana resultou em filhos com margens inferiores de QI verbal, em comparação com as mães que consumiram mais de 380 mg por semana.

É amplamente difundido o conceito de que o óleo de peixe proporciona uma variedade de benefícios à saúde, particularmente quando a proporção de ácidos graxos ômega-3 e ômega-6 no organismo está equilibrada. O grande problema que encontramos atualmente é em relação a manter este equilíbrio. A dieta ocidental contém em média 16 gramas de ômega-6, em alguns casos podendo chegar à ingestão de 30 gramas de ômega-6 por dia e este número tende a aumentar conforme a sociedade aumenta o consumo de produtos industrializados. As pessoas sabem da importância e necessidade de aumentar o consumo de ômega-3, no entanto pouco se fala sobre quais os alimentos são fontes de ômega-6.

A. ESTUDOS EM HUMANOS: EVIDÊNCIAS

- Receptores PPAR: EPA e DHA tendem a ser digeridos e absorvidos como gorduras normais da dieta, sendo empacotados em micelas nos intestinos e chegando às células de gordura e células musculares através do transporte por quilomícrons. Ao atingirem o destino final, os ácidos graxos ômega-3 interagem com o sistema de receptor ativado por proliferadores de peroxissoma (PPAR), que é uma classe de receptores (PPARα, PPARβ/δ e PPARγ) que parecem responder de forma semelhante à presença de lipídios obtidos através da dieta. Esta classe de receptores está amplamente envolvida no tratamento de diabetes e síndrome metabólica (através das classes de drogas de fibratos e tiazolidinedionas), com efeitos variados na massa de gordura corporal (PPARα aumenta a beta-oxidação de ácidos graxos, enquanto PPARγ promove armazenamento de gordura, mas melhora a tolerância à insulina).

93

É comprovado que o metabolismo dos ácidos graxos ômega-3 e ômega-6 produz moléculas que atuam como ativadores do PPARγ, enquanto o PPARα é ativado por metabólitos da via do ácido araquidônico (ômega-6) e embora a significância desta informação seja desconhecida, normalizar uma proporção de ômega 3:6 pode reduzir a estimulação geral do PPARα.

- Interleucina-2: A secreção de interleucina-2 (IL-2) a partir de linfócitos foi notada como reduzida quando células esplênicas de roedores foram incubadas com ácidos graxos de óleo de peixe. Como a IL-2 é uma citocina que influencia positivamente a proliferação de células T e é um estimulador da secreção de TNF-alfa e IL-1 (alfa e beta), é provável que a supressão de IL-2 seja beneficiada com o uso do ômega-3.

- TNF-alfa: O fator de necrose tumoral alfa (TNFa) é uma citocina pró-inflamatória que parece estar correlacionada negativamente com o status de ômega-3. Esta citocina é positivamente influenciada pela estimulação da IL-2 e uma redução na IL-2 resultaria em uma redução do TNFa. Reduções no TNFa foram observadas em homens e jovens saudáveis (descendentes de diabéticos tipo II ou jovens obesos) e foram observadas com altas doses de ômega-3 (18g) em adultos jovens e doses mais moderadas em pessoas em hemodiálise.

- Proteína C - reativa: normalmente é inversamente relacionada aos níveis séricos de ômega-3, ao mesmo tempo em que se correlaciona positivamente com os níveis de ácidos graxos ômega-6. Foi observado que a proteína C - Reativa é reduzida em homens saudáveis após 6 semanas de consumo de 2.224 mg de EPA e 2.208 mg de DHA e mulheres em terapia de reposição hormonal tiveram uma redução na proteína C-reativa com doses diárias de 7-14g de óleo de peixe (reduções de 35% e 10,7% nos valores de PCR, respectivamente). Outras interleucinas tendem a não ser significativamente afetadas, embora a IL-6 pareça estar reduzida em alguns casos de suplementação de ômega-3 e nos casos em que a IL-6 é reduzida, há aparente relação com os níveis de PCR.

B. COMBINAÇÕES COM OUTROS COMPOSTOS:

- Vitamina E, *Milk Thistle*: agentes que protegem o óleo da peroxidação lipídica.
- Curcumina: evidências sugerem que a combinação pode auxiliar na redução do risco de câncer de mama.
- Fucoxantina: o ômega-3 pode melhorar os efeitos da fucoxantina.
- Óleo de feno-grego: ômega-3 e feno-grego podem ser combinados para redução dos picos de glicose após a refeição.
- Catequinas do Chá Verde: esta combinação pode ser feita para aumentar a biodisponibilidade do chá verde.

C. NÃO COMBINAR O USO COM: bloqueadores de absorção de gordura dietética e ácidos graxos ômega-6, como o ácido linoleico e o ácido araquidônico.

D. PRECAUÇÕES DURANTE O USO: O óleo de peixe pode oxidar se deixado ao sol ou no calor. Embora geralmente não seja prejudicial, é prudente refrigerar o óleo de peixe. O ômega-3 pode reduzir a capacidade de coagulação do sangue e deve ser utilizado com cautela em pessoas que utilizam medicamentos que afinam o sangue, como aspirina, varfarina ou Clopidogrel.

E. COMO USAR: As doses de ômega-3 variam dependendo do objetivo da suplementação. Em geral, a dose mínima recomendada é de 250 mg de EPA e DHA e pode ser obtida através da ingestão de peixe. A *American Heart Association* recomenda a utilização de 1 grama por dia para pessoas saudáveis e com dieta equilibrada. Mas casos específicos exigem protocolos específicos. Se o objetivo da suplementação é reduzir a dor, a dose de 6 gramas ao longo do dia se mostrou eficaz. As mulheres grávidas devem manter a ingestão de DHA em pelo menos 200 mg por dia.

É sempre importante estar atento aos valores de EPA e DHA contidos nas cápsulas de 1 grama do suplemento. Ingerir uma cápsula de 1 grama não significa ingerir 1 grama de ômega-3 e os valores devem ser verificados para ajuste da dose necessária. A melhor opção é buscar suplementos que contenham quantidades mais elevadas de EPA e DHA por cápsula, e em hipótese nenhuma utilizar suplementos que combinem o ômega-3 a outros ácidos graxos, como ômega-6. Por ser o ômega-6 um ácido graxo mais barato, as indústrias utilizam esta estratégia para melhorar o custo final do produto, muitas vezes adicionando quantidades mínimas de ômega-3, comercializando suplementos que são quase exclusivamente compostos de ômega-6.

O ômega-3 pode ser tomado ao longo do dia e para minimizar o sabor do "arroto de peixe", pode ser utilizado com as refeições (desde que não haja o uso de bloqueadores de absorção de gorduras).

Sulforafano (SFN)

Melhor ativador da via Nrf2 identificado até o momento
Anti-inflamatório
Oncoprotetor e antiproliferativo
Saúde cardiovascular

Os vegetais crucíferos fazem parte da família Brassicaceae e os membros mais comuns desta categoria de alimentos são do gênero *Brassica oleracea*, que inclui os brócolis, couve-flor, repolho, couve e a couve de Bruxelas. Embora o benefício do consumo de vegetais para a saúde seja amplamente difundido devido à quantidade de fibras presentes nestes alimentos, os vegetais possuem fitoquímicos que passaram a chamar a atenção dos cientistas nas últimas décadas. Não é recente a recomendação feita em relação ao aumento no consumo de frutas e vegetais como forma de prevenir problemas de saúde. Os vegetais, de uma forma geral, são ricos em compostos ativos e antioxidantes, e diversos estudos epidemiológicos demonstram a relação inversa que existe entre o consumo de vegetais e a incidência de doenças cardiovasculares e ocorrência de tumores. Um estudo de coorte prospectivo realizado na China, que acompanhou 134.796 indivíduos, identificou que no geral, o consumo de frutas e vegetais foi inversamente associado ao risco de mortalidade total em homens e mulheres, e um padrão relacionado à frequência de consumo foi particularmente evidente para a ingestão de vegetais crucíferos.

Os vegetais crucíferos, como brócolis e couve-flor, contêm grandes quantidades de glucosinolatos (glucorafanina), que são hidrolisados para compostos bioativos como isotiocianatos (ITCs) e indóis. O sulforafano é um fitoquímico pertencente à classe dos isotiocianatos, que são conhecidos por sua capacidade de alterar a carcinogênese no processo de detoxificação, através da inibição das enzimas de fase I que são responsáveis pela ativação de pró-carcinogênicos e a indução de enzimas de fase II que são críticas na eliminação de compostos mutagênicos. Além disso, estudos indicam que o sulforafano seja o composto dietético com a maior capacidade de ativação da via Nrf2, conhecido até o momento.

A via Nrf2 é responsável pela regulação de mais de 200 genes com influência na atividade antioxidante e anti-inflamatória, assim como participa de processos de inativação de compostos danosos à saúde. Os efeitos anti-inflamatórios do sulforafano são mediados pela prevenção da translocação do complexo NF-kB para o núcleo, que altera os sinais pró-inflamatórios.

A atividade dos ITCs e indóis ganhou atenção após diversos estudos *in vitro*, em animais e humanos mostrarem que estes compostos são capazes de atuarem diretamente em diversos caminhos que alteram a capacidade de uma célula normal se transformar em célula tumoral. Dentre as atribuições dadas aos ITCs, especialmente ao sulforafano, encontramos a capacidade do composto de induzir a apoptose, induzir a parada do ciclo celular, inibir migração e invasão de tecidos (metástase) por células tumorais e reduzir a capacidade angiogênica de células cancerosas.

Estudos epidemiológicos indicam que a exposição humana a isotiocianatos e indóis através do consumo de vegetais crucíferos pode diminuir o risco de câncer, mas é importante ressaltar que os efeitos protetores dos nutrientes podem ser influenciados pela variação genética individual no metabolismo e na eliminação de isotiocianatos do corpo. O processo de cozimento dos vegetais também interfere na biodisponibilidade dos compostos ativos, sendo assim a recomendação é de que o processo de cozimento seja realizado em água com temperatura média de 60°C, por no máximo dez minutos. Atualmente já existem no mercado alguns produtos destinados à suplementação, e as maiores concentrações de sulforafano em alimentos podem ser encontradas em brotos de brócolis, que concentram cerca de 5 miligramas em cada grama de broto de brócolis fresco e não aquecido.

Além dos suplementos contendo sulforafano, alguns produtos são compostos de glucorafanina, precursor do isotiocianato. Utilizar a glucorafanina sozinha pode gerar confusão no momento da suplementação, uma vez que apenas 20% da glucorafanina são convertidos em sulforafano, desta forma, a quantidade do composto deve ser maior e requer atenção. Contudo, alguns produtos possuem melhor biodisponibilidade por conterem mirosinase, a enzima responsável pela conversão da glucorafanina. A mirosinase é inativada quando há o aquecimento e é liberada em maior quantidade quando há a mastigação dos vegetais. Desta forma, a melhor estratégia para a suplementação de glucorafanina isolada é combiná-la com o consumo dos vegetais in natura ou utilizar sementes de mostarda para obtenção da enzima mirosinase – estas medidas mostraram dobrar a taxa de absorção de sulforafano, avaliada através de metabólitos na urina.

A. ESTUDOS EM HUMANOS: EVIDÊNCIAS

Estudo - Desfecho	Suplementos	Alimentos
Câncer de próstata - Desaceleração da taxa de duplicação dos níveis de PSA em 86%.	Pó, tabletes* ou cápsulas de 60 mg	140 gramas de brotos de brócolis fresco
Risco cardiovascular – Redução dos níveis medidos de triglicérides em 18,7%, redução de 13,5% na taxa de oxidação do LDL, com redução global de 50% no risco de aterosclerose dos participantes.	Pó*, tabletes ou cápsulas de 40 mg	100 gramas de brotos de brócolis fresco
Diabetes e Inflamação – Redução do marcador inflamatório TNFa em 11% e PCR em 16%.	Pó*, tabletes ou cápsulas de 40 mg	100 gramas de brotos de brócolis fresco

*Forma de administração utilizada no estudo citado

B. COMBINAÇÕES COM OUTROS COMPOSTOS:

- Enzima mirosinase para melhor atividade do composto quando na forma inativa.

- Pode ser combinado com outros compostos que melhorem a atividade da via Nrf2.

C. NÃO COMBINAR O USO COM: Até o momento não foram descritas especificações a respeito de uso concomitante com outros compostos.

D. PRECAUÇÕES DURANTE O USO: As dosagens inferiores a 25 mg/dia não demonstraram significante atividade biológica durante o uso, desta forma é necessário estar atento à dosagem e à conversão de glucorafanina em sulforafano.

E. COMO USAR: Embora uma dosagem ideal não seja conhecida, a suplementação de 0,1-0,5 mg/kg de sulforafano em ratos foi observada como sendo bioativa. Esta é uma dose humana estimada de: 7-34 mg para uma pessoa de 68 kg; 9-45 mg para uma pessoa de 90 kg; 11-

57 mg para uma pessoa de 110 kg. Entretanto, considerando-se as dosagens utilizadas em estudos com desfechos positivos em relação ao sulforafano, podemos estimar algumas das quantidades mais próximas das ideais a serem prescritas para consumo (alimento fresco) ou suplementação (SFN) em humanos.

Curcumina

Antioxidante

Anti-inflamatório

Oncoprotetor

A curcumina, um polifenol originário do açafrão da Índia, ficou muito popular devido às suas propriedades anti-inflamatórias e antioxidantes. Apesar de a curcumina ter demonstrado atividades anti-inflamatórias e anticancerígenas em estudos realizados in vitro, mais dados são necessários para verificar, de fato, os seus benefícios em seres humanos. Experimentos realizados in vitro mostram que substâncias presentes na cúrcuma, os curcuminoides, previnem a inflamação inibindo as moléculas que a causam. Estes curcuminoides protegem o organismo aumentando a atividade de uma importante enzima detoxificante e neutralizando moléculas que causam danos no DNA, como os radicais livres.

A curcumina também é tida por sua capacidade em aumentar a produção de três antioxidantes no organismo, a glutationa, a catalase e o superóxido dismutase. Além disso, evidências preliminares sugerem que a curcumina possa retardar a progressão de algumas formas de câncer, aliviar o declínio cognitivo relacionado à idade, promover a saúde cardiovascular (através da redução dos níveis de lipídios séricos e diminuição do acúmulo de placas nas artérias), reduzir o risco de diabetes e aliviar a inflamação.

A curcumina tem uma baixa biodisponibilidade oral, ou seja, pouco da curcumina ingerida é de fato absorvida. A menos que o uso da curcumina seja realizado com finalidade específica para ação no trato gastrointestinal, é necessário que haja melhora na biodisponibilidade. Essa biodisponibilidade da curcumina é mais efetiva quando o composto é combinado à piperina, um componente da pimenta preta. Doses de até 8 g de curcuminoides não foram, até o momento, associadas a efeitos adversos em humanos, e evidências in vitro sugerem que a curcumina tenha um limiar de segurança muito alto, entretanto, evidências limitadas in vitro sugerem que a curcumina pode causar danos ao DNA e suprimir o sistema imunológico, quando utilizada em altas concentrações. Ainda não se sabe como essas descobertas se traduzem em impacto real na saúde humana, desta forma, superdosagens devem ser evitadas.

A. ESTUDOS IN VITRO E EM HUMANOS: EVIDÊNCIAS

- Potencial anti-inflamatório: Uma meta-análise de ensaios clínicos randomizados revelou que a curcumina é eficaz em diminuir a concentração do TNF alfa, mediador chave em muitas doenças inflamatórias.

- Protetor hepático: Os efeitos hepatoprotetores da curcumina, o constituinte ativo mais pesquisado da cúrcuma, podem ocorrer por indução de MMP-13 e inibição de TGF-alfa, bem como por mecanismos antiapoptóticos e anti-necróticos. No entanto, o estudo também demonstrou que a curcumina inibe a progressão do ciclo celular durante a regeneração hepática normal.

- Câncer de próstata e mama: A curcumina parece ter efeitos sinérgicos com as isoflavonas, suprimindo a produção de antígeno prostático específico (PSA) nas células da próstata através de efeitos antiandrogênicos. Já os estudos realizados sobre o câncer de mama mostram que a curcumina pode inibir a apoptose induzida pela quimioterapia por meio da inibição da via da quinase do terminal NH2 c-Jun (JNK) e da geração de espécies reativas de oxigênio (ROS).

- Câncer de intestino: Os dados também sugerem que a curcumina induz a apoptose em células de câncer de cólon humano, independentemente da expressão do gene p21. Outro possível mecanismo quimiopreventivo da curcumina pode estar relacionado à via de ligação e ativação do receptor de vitamina D (VDR), protegendo assim o intestino delgado e cólon, locais onde os receptores de vitamina D são mais expressos.

B. COMBINAÇÕES COM OUTROS COMPOSTOS:

- Piperina ou lipídios para melhor absorção do composto.

C. NÃO COMBINAR O USO COM:

- Varfarina ou outros anticoagulantes: o açafrão pode aumentar o risco de sangramento.
- Drogas quimioterápicas como camptotecina, mecloretamina, doxorrubicina ou ciclofosfamida: o açafrão inibiu a ação destas drogas contra células de câncer de

mama em experimentos in vitro, desta forma, a relevância clínica não é conhecida.

- Tacrolimus (imunossupressor): os suplementos de curcumina aumentam os níveis plasmáticos de tacrolimus e podem aumentar seus efeitos secundários.

- Medicamentos metabolizados pela enzima CYP3A4: A curcumina inibe a enzima citocromo 3A4, alterando o metabolismo de alguns medicamentos.

- Medicamentos metabolizados pela enzima CYP1A2: A curcumina inibe a enzima citocromo 1A2, alterando o metabolismo de alguns medicamentos.

- Medicamentos metabolizados pela enzima CYP2A6: A curcumina aumenta a atividade da enzima do citocromo 2A6, alterando o metabolismo de alguns medicamentos.

- Medicamentos metabolizados pela enzima CYP2D6: A curcumina inibe a atividade do citocromo 2D6 e tem o potencial de interagir com os substratos da CYP2D6.

- Medicamentos transportados pela glicoproteína-P (gpP): a curcumina afeta os níveis e a função da gpP intestinal, aumentando assim as concentrações de alguns medicamentos, como o celiprolol, o midazolam e o verapamil. Assim como ocorre nos casos das enzimas CYP, a relevância clínica não é conhecida.

D. PRECAUÇÕES DURANTE O USO: Pacientes com distúrbios gastrointestinais e aqueles predispostos à formação de cálculos renais devem consultar o médico antes de usar suplementos de cúrcuma.

E. COMO USAR: Por si só, a curcumina é mal absorvida pelo trato digestivo, apresentando uma baixa biodisponibilidade natural. Entre as alternativas encontradas para se obter melhor resposta à ingestão deste polifenol, as duas mais comuns (e mais testadas) são: combinar a curcumina com a piperina (um extrato de pimenta preta) ou combiná-la com lipídios (BCM-95®, Meriva®). Para a suplementação de curcumina combinada com piperina, a indicação é a dosagem de 500 mg de curcumina com 20 mg de piperina. A dosagem diária varia e pode chegar a 1.500 mg de curcumina e 60 mg de piperina, utilizados em doses fracionadas, três vezes ao dia. Para suplementar o BCM-95®, uma combinação patenteada de curcumina e óleos essenciais, a recomendação é de 500 mg, duas vezes ao dia (sendo o total diário de 1.000 mg). Outra fórmula patenteada é o Meriva®, uma combinação de curcumina e lecitina de soja. No caso do Meriva®, a indicação pode variar entre 200 a 500 mg, duas vezes ao dia. Para que haja melhor metabolização, a curcumina pode ser utilizada com as refeições.

Resveratrol

Saúde cardiovascular

Longevidade

O resveratrol, presente nas uvas, é uma molécula que ficou amplamente conhecida por seus efeitos protetores ao sistema cardiovascular. O principal alvo do resveratrol, SIRT1, parece estar reduzido nas artérias ateroscleróticas, o que faz com que o composto seja eficaz na proteção do fluxo cardíaco e sanguíneo. Além disso, o resveratrol parece ter atividades benéficas secundárias no organismo, como a melhora da sensibilidade e resposta à insulina diante da ingestão de carboidratos.

Alguns estudos creditam ao resveratrol a capacidade de prolongar o tempo de vida dos seres humanos, no entanto esta relação ainda não está bem estabelecida e mais estudos são necessários para que haja uma confirmação. Ainda que o resveratrol não seja capaz de acrescentar anos à vida, ele pode adicionar vida aos anos, pois compartilha com muitos outros bioflavonoides efeitos benéficos ao organismo como a redução da ocorrência de osteoporose, influenciando beneficamente a produção de células de gordura (o que pode ser muito positivo na redução de gordura corporal) e melhorando os parâmetros da pressão sanguínea.

A. ESTUDOS EM HUMANOS: EVIDÊNCIAS

- Fluxo sanguíneo: Foi observada uma melhora no fluxo sanguíneo (secundária às interações com óxido nítrico) com baixa dose de resveratrol, possivelmente relevante para o alto consumo de vinho e produtos da uva.

- Hipertensão: A pressão arterial foi reduzida com o uso de resveratrol em pessoas com pressão alta.

- Glicose: Evidências indicam que o resveratrol tenha capacidade de diminuição da glicose no sangue.

- Oxidação: Foi observada uma diminuição nos biomarcadores oxidativos após a suplementação com resveratrol.

- Inflamação: Uma diminuição significativa nos níveis circulantes de TNFα foi detectada com a suplementação de resveratrol.

B. COMBINAÇÕES COM OUTROS COMPOSTOS:

- Outros bioflavonoides como a genisteína ou a quercetina, para a ativação de AMPK.

- Quercetina para aumentar a biodisponibilidade do Resveratrol.

- Cálcio-D-Glucarato para potencializar o efeito antioxidante e efeitos antitrombóticos do resveratrol.

- Indole-3-Carbinol, na prevenção de alguns tipos de câncer.

- Curcumina, na prevenção de alguns tipos de câncer.

- Melatonina, para a neuroproteção.

C. NÃO COMBINAR O USO COM: Até o momento não foram descritas especificações a respeito de uso concomitante com outros compostos.

D. PRECAUÇÕES DURANTE O USO: Escolha bem o horário para o suplemento ser utilizado. A suplementação de resveratrol antes do exercício pode prevenir os benefícios associados ao exercício intenso (aumento da capacidade de oxigênio e HDL-C, redução do LDL-C e da pressão arterial) em homens saudáveis. Teoricamente, a inibição do mTOR pelo resveratrol também pode inibir a síntese de proteínas musculares.

E. COMO USAR: As dosagens de resveratrol variam conforme o objetivo da suplementação. Quantidades menores do composto, que variam de 5 a 10 mg por dia, são utilizadas para a melhora da saúde cardiovascular, sensibilidade à insulina e longevidade. Dosagens maiores, de 150 a 445 mg ao dia, podem ser utilizadas por pessoas saudáveis, entretanto não há indicação clara sobre a dosagem ideal.

A suplementação voltada para o fluxo sanguíneo cerebral requer doses que variam de 250 a 500 mg, enquanto a suplementação para a inibição da aromatase se encontra na faixa de 500 mg ao dia. É importante frisar que a suplementação de resveratrol aqui mencionada se refere exclusivamente ao *trans-resveratrol*.

Devil's Claw (Garra do diabo)

Potente anti-inflamatório

Alívio de dores articulares

Inibidor de apetite

A garra do diabo é uma planta nativa da África do Sul e é usada na medicina tradicional para tratar reumatismo, artrite, inflamação e distúrbios estomacais. Atualmente as preparações de raiz de garra do diabo são usadas como agentes anti-inflamatórios e auxiliam no alívio da dor.

O harpagide, um glicosídeo iridóide isolado da garra do diabo, é o responsável pelos efeitos anti-inflamatórios desta erva. O mecanismo de ação da garra do diabo é através da inibição da produção de citocinas inflamatórias, incluindo as interleucinas IL-1beta, IL-6 e o fator de necrose tumoral (TNF-alfa) em células de macrófagos (este efeito foi verificado em um estudo realizado com camundongos). Acredita-se que a garra do diabo seja capaz de modular a expressão gênica relacionada à atividade inflamatória, possivelmente pelo bloqueio da via da proteína ativadora (AP-1, um fator de transcrição).

O harpagide também pode prevenir a perda óssea regulando a estimulação da diferenciação de osteoblastos e a supressão da formação de osteoclastos. No entanto, o harpagide não se demonstrou eficaz na prevenção da perda óssea em casos de menopausa. Estudos em laboratório e em animais mostram que a garra do diabo tem efeitos anti-inflamatórios, antioxidantes e pode atuar como supressor do apetite.

A. ESTUDOS EM HUMANOS: EVIDÊNCIAS

- Efeito anti-inflamatório: Esses efeitos anti-inflamatórios foram observados em um ensaio de sangue total em que a COX-1 e a COX-2 foram inibidas em graus aproximadamente semelhantes e a liberação de óxido nítrico atenuada. O harpagide parece inibir a influência da AP-1 no genoma e, assim, impedir a produção de citocinas pró-inflamatórias em resposta a estressores inflamatórios.

- Perda óssea: O composto ajuda a diminuir a perda óssea causada pela inflamação. Apesar da necessidade de mais dados para verificação deste efeito, estudos realizados em humanos já mostraram benefícios da garra do diabo em pacientes com osteoartrite do quadril ou joelho e distúrbios reumáticos. Ainda sobre a perda óssea, foi demonstrado que a garra do diabo bloqueia a perda óssea induzida por lipopolissacarídeo (LPS) em um modelo de osteoporose inflamatória.

B. COMBINAÇÕES COM OUTROS COMPOSTOS: Até o momento não foram descritas especificações a respeito.

C. NÃO COMBINAR O USO COM: Até o momento não foram descritas especificações a respeito de uso concomitante com outros compostos.

D. PRECAUÇÕES DURANTE O USO: O uso tradicional da Garra do Diabo parece ser um pouco limitado, com avisos de precaução para o consumo excessivo e críticas de usuários tradicionais de que o uso medicinal moderno pode estar abusando da Garra do Diabo, entretanto, o uso a curto prazo não parece estar associado a efeitos colaterais significativos, além de possíveis distúrbios gastrointestinais. O uso da Garra do Diabo deve ser evitado durante a gravidez

E. COMO USAR: Estudos realizados em seres humanos usando a Garra do Diabo utilizam o produto de uma marca chamada Doloteffin, no qual 6.000 mg de raiz da Garra do Diabo são utilizados diariamente, totalizando 50 mg de Harpagoside. O uso comum nestes estudos é feito em três doses divididas, com 2.000 mg em cada uma das três refeições principais.

Os benefícios do extrato de Garra do Diabo, no que se refere à artrite e inflamação, podem levar de 1 a 4 meses para atingir a máxima eficácia.

Ashwagandha

Anti-inflamatório

Melhora da imunidade

A ashwagandha já foi conhecida por ser a rainha das ervas ayurvédicas. Trata-se da *Withania somnifera*, muito utilizada na medicina tradicional da Índia por sua capacidade em melhorar a disposição e vitalidade. Várias partes da planta são utilizadas em formulações e suplementos, mas o mais comum é que o uso seja feito a partir das raízes da erva.

Pesquisas limitadas sugerem que a ashwagandha seja eficaz para reduzir o estresse e a ansiedade. Também são creditados a ela os efeitos de aumentar o desempenho da força, melhorar o metabolismo da glicose e aumentar os níveis de testosterona. Parece ter um notável efeito ansiolítico (redução da ansiedade) e parece reduzir os níveis de cortisol. Além disso, a ashwagandha também pode ser benéfica na diminuição da insônia e sintomas da depressão. Algumas pesquisas indicam que o composto possa reduzir a glicemia, pressão arterial e colesterol LDL, ao mesmo tempo em que aumenta ligeiramente o colesterol HDL.

A. ESTUDOS EM HUMANOS: EVIDÊNCIAS

- Estresse e ansiedade: Evidências preliminares sugerem efeitos ansiolíticos potentes no contexto do estresse crônico, com menor eficácia nos casos de ansiedade não relacionada ao estresse.

- Proteína C Reativa: Observou-se redução de 31,6% nos níveis de proteína C reativa ao longo de 60 dias de uso contínuo de ashwagandha oral.

- Cortisol: A diminuição do cortisol observada atingiu 14,5-27,9% em humanos saudáveis, com altos níveis de estresse.

- Fadiga e cansaço: A ashwagandha parece reduzir significativamente os sintomas de estresse e suas comorbidades (fadiga, comprometimento cognitivo temporário, etc.).

- Colesterol: Estudos apontam uma diminuição no colesterol total de cerca de 10% após a suplementação com ashwagandha (extrato aquoso das raízes). Este efeito foi observado independentemente de os níveis iniciais de colesterol estarem altos ou não.

B. COMBINAÇÕES COM OUTROS COMPOSTOS:

- Terminalia Arjuna para desempenho físico (aditivo).

- Indutores Nrf2/ARE (curcumina ou silimarina do Cardo Mariano) para efeitos antioxidantes.

- Inibidores da ERK/p38 (efeitos quimioterápicos).

- Inibidores de Notch2/4 (efeitos quimioterápicos).

- Medicamentos SSRI (para reduzir a obsessão).

- Ansiolíticos GABAérgicos.

C. NÃO COMBINAR O USO COM: Até o momento não foram descritas especificações a respeito de uso concomitante com outros compostos.

D. PRECAUÇÕES DURANTE O USO: Não utilizar caso você esteja tomando triazolam: nos camundongos, a ashwagandha aumentou os efeitos sedativos quando administrada com triazolam. No entanto, o significado clínico em humanos não é conhecido. Não é recomendado o uso por mulheres grávidas.

E. COMO USAR: As dosagens comerciais variam de 300 a 500 mg de extrato de raiz, entretanto doses mais baixas (50-100 mg) se mostraram eficientes em alguns casos, como na redução da imunossupressão induzida pelo estresse e o aumento do efeito de outros agentes ansiolíticos. A recomendação é para que a ashwagandha seja utilizada em dose única com as refeições. Mais pesquisas são necessárias para determinar se doses mais altas podem gerar maiores benefícios.

Sugestões de formulações

Melhora da atividade da via Nrf2

anti-inflamatório

Melhora da imunidade

Proteção cardiovascular

Proteção contra os danos ao DNA

Proteção contra a formação de tumores

Melhora da imunidade

IMPORTANTE: As sugestões de formulações podem incluir compostos não mencionados anteriormente, uma vez que as combinações foram pensadas de forma a obter melhor a absorção, metabolização e consequentemente melhor resposta do composto. Não utilize nenhum composto ou substância sem o consentimento do seu médico, esta atitude pode ser prejudicial à saúde. Algumas fórmulas podem ser manipuladas em cápsulas ou sachês, escolha sempre a opção que melhor satisfizer as suas necessidades!

COMBATE AO ESTRESSE OXIDATIVO

INDICAÇÃO: Alta exposição aos radicais livres, consumo excessivo de aditivos alimentares e compostos tóxicos (poluição, fumo, álcool, etc), história familiar de câncer, obesidade e outros quadros potencialmente inflamatórios.

MECANISMO DE AÇÃO: Ativação de Nrf2.

MODO DE USO SUGERIDO: 1 dose ao dia, preferencialmente tomada com alimentos.

SUBSTÂNCIA	DOSAGEM	OBSERVAÇÕES
Bacopa	150 MG	*Bacopa monnieri**
Milk thistle	225 MG	*Silybum marianum*
Ashwagandha	150 MG	-
Chá verde	75 MG	Preferencialmente EGCG.
Curcumina	75 MG	-
Piperina	2 MG	Melhora a absorção da curcumina.
Ômega-3	1.000 MG	Melhora a absorção da curcumina.

*A dose padrão para *Bacopa monnieri* é de 300 mg, assumindo que o conteúdo total de bacosídeo (composto ativo) seja 55% do extrato, em peso.

REPARO DE DNA

INDICAÇÃO: Prevenção de tumores em pessoas saudáveis com ou sem história pessoal ou familiar de câncer.

MECANISMO DE AÇÃO: Reparo de DNA.

MODO DE USO SUGERIDO: 1 dose ao dia.

SUBSTÂNCIA	DOSAGEM	OBSERVAÇÕES
Extrato de mirtilo	500 mg	Extrato de mirtilo (5,5 g – mínimo de 375mg de antocianinas), antocianinas isoladas (500 mg) ou mirtilos frescos ou congelados (60 g de frutas frescas).
Astaxantina	5 mg	-
Panax Ginseng	200 mg	-
Metilfolato	7,5 mg	-
DIM	100 mg	Diindolilmetano
Semente de uva	30 mg	Extrato - 90% de polifenois
Rosemary extract	100 mg	-
Ômega-3	1.000 mg	-
Vitamina D	1.000 ui	-

MELHORA DO HUMOR E CONTROLE DA ANSIEDADE

INDICAÇÃO: Suporte ao sistema nervoso.

MECANISMO DE AÇÃO: Diversos.

MODO DE USO SUGERIDO: 1 dose ao dia.

OBSERVAÇÕES: Apenas para uso adulto.

SUBSTÂNCIA	DOSAGEM	OBSERVAÇÕES
Tiamina	2 mg	Tiamina HCl - vitamina B-1
Niacina	25 mg	-
Ácido fólico	400 mcg	-
Vitamina B-12	200 mcg	Cianocobalamina
Ácido Pantotênico	50 mg	-
Magnésio	50 mg	Óxido de magnésio
Zinco	5 mg	-
Manganês	2 mg	-
Extrato de Manjericão	100 mg	Mínimo de 2% de ácido ursólico
5-HTP	20 mg	-
GABA	250 mg	-
L-teanina	50 mg	-
Taurina	125 mg	-

IMPORTANTE: Não exceda a dose recomendada, a menos que indicado por um profissional de saúde. Alguns componentes podem interagir com antidepressivos, contraceptivos orais, imunossupressores, anticoagulantes, agentes quimioterapêuticos e outros medicamentos prescritos e vendidos sem receita.

IMUNIDADE

INDICAÇÃO: Melhora da imunidade e da flora intestinal.

MECANISMO DE AÇÃO: Melhora da microbiota.

MODO DE USO SUGERIDO: 1 dose ao dia, antes de dormir.

SUBSTÂNCIA	DOSAGEM	OBSERVAÇÕES
Lactobacillus acidophilus	4 bilhões de UFC	-
Bifidobacterium lactis	2 bilhões de UFC	-
Bifidobacterium longum	2 bilhões de UFC	-

LONGEVIDADE

INDICAÇÃO: Melhora na qualidade de vida e estado de saúde em geral.

MECANISMO DE AÇÃO: Autofagia, renovação mitocondrial.

MODO DE USO SUGERIDO: 1 dose ao dia, após o almoço.

SUBSTÂNCIA	DOSAGEM	OBSERVAÇÕES
Resveratrol	150 mg	-
Zinco	5 mg	-
Selênio	100 mcg	-
Cobre	0,5 mg	-
Manganês	6 mg	-
Milk thistle	150 mg	*Silybum marianum*
Ácido alfa-lipóico	50 mg	-
Coenzima Q10	90 mg	-
Kava Kava	250 mg	Mínimo 30% de Kavalactones
Vitamina D	1.000 ui	-

Capítulo 8

Vou viver mais e melhor!

Uma conversa, um conselho e uma reflexão

Apesar do fraseado popular: "se conselho fosse bom, não seria dado e sim vendido", acreditamos que, além de fornecer informações de qualidade, aconselhar é a parte mais importante do cuidado com o próximo, e com base em nossa crença de que o conselho pode mudar o rumo de uma vida, nós selecionamos e deixamos para o final o que há de mais importante para uma vida, de fato, mais saudável.

Quando analisamos tudo o que foi dito nas páginas deste livro, chegamos à conclusão de que são inúmeros os benefícios de se manter hábitos saudáveis de vida. O controle da inflamação não deve ser feito apenas com medicamentos, pois como dito, a inflamação crônica não é percebida pelo indivíduo até que se torne um problema mais grave.

Atualmente inúmeras relações entre fatores de risco e surgimento de doenças estão sendo desmistificas e relações importantes estão surgindo de acordo com as mudanças observadas na sociedade, como é o caso do alto consumo de gorduras saturadas, tema que vem ganhando bastante atenção dos pesquisadores e profissionais da área da saúde. Desta forma, o conselho é: restrinja o consumo de carnes processadas e alimentos embutidos, reduza o consumo de carne vermelha e aumente o consumo de vegetais. Pode parecer simples, mas este conselho resume todo o conteúdo passado até aqui.

A tabela de classificação de alimentos quanto à sua capacidade de provocar o desenvolvimento de câncer varia de acordo com o grau desta influência. O ranking da Agência Internacional de Pesquisa do Câncer (IARC) classifica os alimentos em quatro grupos, sendo: Grupo 1: carcinogênico; Grupo 2: (A) provavelmente é carcinogênico, pois existem evidências que demonstram a relação em animais, mas faltam evidências que comprovem a relação em humanos; (B) possivelmente carcinogênico, quando existem evidências limitadas de que o agente é carcinogênico para humanos e evidências suficientes de que ele é carcinogênico para animais; Grupo 3: não é classificado como carcinogênico, pois as evidências não são adequadas para afirmar com clareza o papel do alimento no processo de formação de tumores; Grupo 4: provavelmente não é carcinogênico, pois faltam evidências que demonstrem a relação.

Atualmente as carnes processadas já estão classificadas no Grupo 1 da IARC, ou seja, alimentos como presunto, bacon, salsichas, linguiças e outros do gênero já são comprovadamente causadores de câncer em humanos, e este dado é de extrema importância quando analisamos os dados da OMS referentes às causas de mortes mundiais do relatório citado no início da leitura. Uma meta-análise que avaliou diversos estudos estima que cada porção diária de 50 gramas de carne processada possa aumentar o risco de câncer colorretal em 18%, e isso sem levar em conta os indivíduos com maior suscetibilidade de desenvolvimento da doença, como é o caso de pessoas com casos de câncer colorretal na família.

A carne vermelha, que inclui a carne de boi, porco, carneiro, bode e cavalo, por sua vez, está classificada no

Grupo 2A, como provável de provocar câncer, compartilhando espaço no grupo com o glifosato, princípio ativo de muitos herbicidas. E o que faz com que as pessoas temam o uso de agrotóxicos no cultivo de alimentos e não se sintam intimidadas em consumir excessiva quantidade de carne vermelha todos os dias em suas rotinas? Eis uma questão a se pensar, e a resposta está na quantidade de informações equivocadas que são compartilhadas todos os dias: açúcar faz mal; corte o glúten da dieta; frutas engordam; a melhor dieta é aquela que restringe carboidratos; consuma mais proteínas; os seus antepassados comiam sem restrições e viveram melhor; se você não consome carboidratos, pode comer bacon no café da manhã; entre outras informações distorcidas da realidade!

Verdade é que o açúcar nunca foi o vilão da alimentação saudável, o excesso de açúcar, sim. A restrição de glúten da dieta deve ser feita somente em casos em que haja necessidade, como ocorre com o portador de doença celíaca. Você deve consumir frutas ao longo do dia, pois a quantidade de carboidratos das frutas é, em geral, muito baixa e os estudos mostram que a restrição de frutas da alimentação pode levar à queda nos níveis de vitaminas no organismo. Além disso, as fibras e os antioxidantes presentes nas frutas oferecem um suporte anti-inflamatório que não é obtido através de outros alimentos.

O excessivo consumo de proteínas leva à ativação de mecanismos relacionados aos fatores de crescimento celular e os fatores de crescimento não são seletivos, ou seja, crescem e proliferam células malignas da mesma forma que ocorre com as células musculares, a grande diferença é que as células malignas possuem capacidade de proliferação infinita.

Os seus avós, provavelmente, "comiam de tudo" e não tinham tantos problemas de saúde como se tem visto na população atual. Mas você parou para analisar a quantidade de conservantes e aditivos alimentares que eram consumidos pelas gerações anteriores? O que nós temos aqui são dois cenários distintos, com sobrecargas pró-inflamatórias muito distintas, a maior parte do que é consumido atualmente não pode ser comparado ao que se consumia há 30 anos. Além disso, o consumo de carne vermelha era muito menor quando comparado ao consumo de cereais e outras fontes de carboidratos, por exemplo.

Os avanços nas pesquisas de diabetes tipo 2 trouxeram à sociedade uma nova visão em relação à prevenção da doença, na qual você tem como recomendação a redução do consumo de gorduras saturadas da dieta ganhando destaque sobre a principal recomendação que havia anteriormente de que a restrição de carboidratos, por si só, reduz as chances do indivíduo desenvolver o problema.

A sociedade passa por transformações que inclinam os hábitos alimentares ao maior consumo de alimentos ricos em gorduras saturadas e gorduras trans, açúcares e aditivos alimentares, estes últimos que, na maioria das vezes, são adicionados para substituir algum nutriente e tornar os alimentos "aparentemente saudáveis", sob rótulos de "zero açúcar", "zero glúten", "zero carboidrato" e etc. Estes alimentos modificados para terem teor reduzido de alguns componentes não foram desenvolvidos para serem utilizados rotineiramente como primeira opção na alimentação de pessoas saudáveis e são, originalmente, uma opção àqueles que precisam fazer algum tipo de restrição, entretanto a sociedade aderiu fortemente a esse falso apelo do saudável e prejudicial. A menos que o indivíduo tenha uma doença ou problema de saúde que justifique o consumo destes alimentos, a melhor opção é sempre priorizar alimentos que realmente acrescentem nutrientes ao organismo.

Conclusão

Não há uma regra

Mas regrar é importante!

Estar saudável exige cuidados e de modo geral, ainda que não exista uma forma de controlarmos todos os fatores de risco de inflamação aos quais estamos expostos no dia-a-dia, pequenas mudanças de atitudes podem substituir hábitos nocivos e contribuir para a prevenção de doenças, melhor qualidade e maior expectativa de vida, e assim, mudar mais uma vez o panorama das dez principais causas de mortes relacionadas aos problemas de saúde nos últimos tempos. E esta não é apenas uma relação de coincidência como os picolés e afogamentos da Europa!

Referências

1. Frei R, Akdis M, O'Mahony L. Prebiotics, probiotics, synbiotics, and the immune system: experimental data and clinical evidence. Curr Opin Gastroenterol, 2015.

2. Geerlings SY, Kostopoulos I, de Vos WM, Belzer C. *Akkermansia muciniphila* in the Human Gastrointestinal Tract: When, Where, and How?. *Microorganisms*. 2018.

3. Mygind N, Dahl R, Pedersen S, Thestrup-Pedersen K. Alergologia. In: Kruszewski J, Silny W, editors. Wrocław: Urban& Partner; 1998.

4. Majka J, Brzozowski T. Budowa i czynność jelita cienkiego. In: Dąbrowski A, editor. Wielka interna. Gastroenterologia. Warsaw: Medical Tribune Polska; 2011.

5. Agarwal S, Mayer L. Mucosal immunity. In: Metcalfe DD, Sampson HA, Simon RA, editors. Food Allergy: Adverse Reactions to Foods and Food Additives. 4th edition. Oxford: Blackwell Publishing; 2008.

6. Atkinson W, Sheldon TA, Shaath N, Whorwell PJ. Food elimination based on IgG antibodies in irritable bowel syndrome: a randomised controlled trial. Gut. 2004.

7. Alpay K, Ertas M, Orhan EK, Ustay DK, Lieners C, Baykan B. Diet restriction in migraine, based on IgG against foods: a clinical double-blind, randomised, cross-over trial. Cephalalgia. 2010.

8. Tompkins TA, Mainville I, Arcand Y. The impact of meals on a probiotic during transit through a model of the human upper gastrointestinal tract. Benef Microbes. 2011.

9. VSL#3® Product Information. Alfasigma USA, Covington, LA. 2017.

10. Rohatgi S, Ahuja V, Makharia GK, et al. VSL#3 induces and maintains short-term clinical response in patients with active microscopic colitis: a two-phase randomised clinical trial. *BMJ Open Gastroenterol*. 2015.

11. Biblioni R, Fedorak RN, Tannock GW, et al. *Am J Gastroenterol*. 2005.

12. Gionchetti P, Rizzello F, Venturi A, et al. *Gastroenterology*. 2000.

13. Huynh HQ, deBruyn J, Guan L, et al. *Inflamm Bowel Dis*. 2009.

14. Kim S-E, Choi SC, Park KS, et al. *J Neurogastroenterol Motil*. 2015.

15. Alisi A, Bedogni G, Baviera G, et al. Randomised clinical trial: The beneficial effects of VSL#3 in obese children with non-alcoholic steatohepatitis. *Aliment Pharmacol Ther*. 2014.

16. Reichrath J. Unravelling of hidden secrets: The role of vitamin D in skin aging. Dermatoendocrinol. 2012.

17. Naasani I, Oh-Hashi F, Oh-Hara T. Blocking telomerase by dietary polyphenols is a major mechanism for limiting the growth of human cancer cells in vitro and in vivo. Cancer Res. 2003.

18. Reuter S, Gupta SC, Chaturvedi MM, Aggarwal BB. Oxidative stress, inflammation, and cancer: how are they linked?. *Free Radic Biol Med*. 2010.

19. Hotamisligil GS, Shargill NS, SpiegelmanBM. Adipose expression of tumor necrosis factor-alpha: direct role in obesity-linked insulin resistance. Science. 1993..

20. Luoping Zhang, Iemaan Rana, Rachel M. Shaffer, Emanuela Taioli, Lianne Sheppard, Exposure to Glyphosate-Based Herbicides and Risk for Non-Hodgkin Lymphoma: A Meta-Analysis and Supporting Evidence, *Mutation Research/Reviews in Mutation Research*, 2019.

21. Ries LAG, Eisner M, Kosary CL et al. SEER Cancer Statistics Review. Bethesda, MD: National Cancer Institute; 2002.

22. Rosenberg L, Louik C, Shapiro S. Nonsteroidal antiinflammatory drug use and reduced risk of large bowel carcinoma. Cancer 1998.

23. Garcia Rodriguez LA, Huerta-Alvarez C. Reduced incidence of colorectal adenoma among long-term users of nonsteroidal antiinflammatory drugs: a pooled analysis of published studies and a new population-based study. Epidemiology 2000.

24. Thompson HJ, Strange R, Schedin PJ. Apoptosis in the genesis and prevention of cancer. Cancer Epidemiol Biomarkers Prev 1992.

25. Hanahan D, Weinberg RA. The hallmarks of cancer. Cell 2000.

26. Zhu Z, Jiang W, Thompson HJ. Effect of energy restriction on tissue size regulation during chemically induced mammary carcinogenesis. Carcinogenesis 1999.

27. Tangrea JA, Albert PS, Lanza E, Woodson K, Corle D, Hasson M, Burt R, Caan B, Paskett E, Iber F et al. Non-steroidal anti-inflammatory drug use is associated with reduction in recurrence of advanced and non-advanced colorectal adenomas (United States). Cancer Causes Control 2003.

28. Nencioni A, Caffa I, Cortellino S, Longo VD. Fasting and cancer: molecular mechanisms and clinical application. Nat Rev Cancer. 2018.

29. Burhani MD, Rasenick MM. Fish oil and depression: The skinny on fats. J Integr Neurosci. 2017.

30. Stark KD, et al. Comparison of bloodstream fatty acid composition from African-American women at gestation, delivery, and postpartum. J Lipid Res. 2005.

31. Wei MY, Jacobson TA. Effects of eicosapentaenoic acid versus docosahexaenoic acid on serum lipids: a systematic review and meta-analysis. Curr Atheroscler Rep. 2011.

32. Axelrod L, et al. Effects of a small quantity of omega-3 fatty acids on cardiovascular risk factors in NIDDM. A randomized, prospective, double-blind, controlled study. Diabetes Care. 1994.

33. Annuzzi G, et al. A controlled study on the effects of n-3 fatty acids on lipid and glucose metabolism in non-insulin-dependent diabetic patients. Atherosclerosis. 1991.

34. Boberg M, et al. Supplementation with n-3 fatty acids reduces triglycerides but increases PAI-1 in non-insulin-dependent diabetes mellitus. Eur J Clin Invest. 1992.

35. Oelrich B, Dewell A, Gardner CD. Effect of fish oil supplementation on serum triglycerides, LDL cholesterol and LDL subfractions in hypertriglyceridemic adults. Nutr Metab Cardiovasc Dis. 2011.

36. Clark WF, et al. Fish oil in lupus nephritis: clinical findings and methodological implications. Kidney Int. 1993.

37. Davidson MH, et al. Efficacy and tolerability of adding prescription omega-3 fatty acids 4 g/d to simvastatin 40 mg/d in hypertriglyceridemic patients: an 8-week, randomized, double-blind, placebo-controlled study. Clin Ther. 2007.

38. Connor WE, et al. The hypotriglyceridemic effect of fish oil in adult-onset diabetes without adverse glucose control. Ann N Y Acad Sci. 1993.

39. Maki KC, et al. Prescription omega-3-acid ethyl esters reduce fasting and postprandial triglycerides and modestly reduce pancreatic β-cell response in subjects with primary hypertriglyceridemia. Prostaglandins Leukot Essent Fatty Acids. 2011.

40. Krebs JD, et al. Additive benefits of long-chain n-3 polyunsaturated fatty acids and weight-loss in the management of cardiovascular disease risk in overweight hyperinsulinaemic women. Int J Obes (Lond). 2006.

41. Thangstad OP, et al. The myrosinase (thioglucoside glucohydrolase) gene family in Brassicaceae. Plant Mol Biol. 1993.

42. Zhang Y, Talalay P. Mechanism of differential potencies of isothiocyanates as inducers of anticarcinogenic Phase 2 enzymes. Cancer Res. 1998.

43. Fan H, et al. Sulforaphane causes a major epigenetic repression of myostatin in porcine satellite cells. Epigenetics. 2012.

44. Oh CJ, et al. Sulforaphane attenuates hepatic fibrosis via NF-E2-related factor 2-mediated inhibition of transforming growth factor-β/Smad signaling. Free Radic Biol Med. 2012.

45. Zhu X, et al. Myostatin signaling through Smad2, Smad3 and Smad4 is regulated by the inhibitory Smad7 by a negative feedback mechanism. Cytokine. 2004.

46. Kaminski BM, et al. Isothiocyanate sulforaphane inhibits protooncogenic ornithine decarboxylase activity in colorectal cancer cells via induction of the TGF-β/Smad signaling pathway. Mol Nutr Food Res. 2010.

47. de Souza CG, et al. Metabolic effects of sulforaphane oral treatment in streptozotocin-diabetic rats. *J Med Food.* 2012.

48. Heiss E, et al. Nuclear factor kappa B is a molecular target for sulforaphane-mediated anti-inflammatory mechanisms. *J Biol Chem.* 2001.

49. Negi G, Kumar A, Sharma SS. Nrf2 and NF-κB modulation by sulforaphane counteracts multiple manifestations of diabetic neuropathy in rats and high glucose-induced changes. *Curr Neurovasc Res.* 2011.

50. Ghawi SK, Methven L, Niranjan K. The potential to intensify sulforaphane formation in cooked broccoli (Brassica oleracea var. italica) using mustard seeds (Sinapis alba). *Food Chem.* 2013.

51. Lao CD, et al. Dose escalation of a curcuminoid formulation. BMC Complement Altern Med. 2006.

52. Cheng AL, et al. Phase I clinical trial of curcumin, a chemopreventive agent, in patients with high-risk or pre-malignant lesions. Anticancer Res. 2001.

53. Dhillon N, et al. Phase II trial of curcumin in patients with advanced pancreatic cancer. Clin Cancer Res. 2008.

54. Jamwal R. Bioavailable curcumin formulations: A review of pharmacokinetic studies in healthy volunteers. J Integr Med. 2018.

55. Shoba G, et al. Influence of piperine on the pharmacokinetics of curcumin in animals and human volunteers. Planta Med. 1998.

56. Marczylo TH, et al. Comparison of systemic availability of curcumin with that of curcumin formulated with phosphatidylcholine. Cancer Chemother Pharmacol. 2007.

57. Jurenka JS. Anti-inflammatory properties of curcumin, a major constituent of Curcuma longa: a review of preclinical and clinical research. Altern Med Rev. 2009.

58. Cuomo J, et al. Comparative absorption of a standardized curcuminoid mixture and its lecithin formulation. J Nat Prod. 2011.

59. Gorbunov N, et al. Regeneration of infarcted myocardium with resveratrol-modified cardiac stem cells. *J Cell Mol Med.* 2012.

60. Belguendouz L, Fremont L, Linard A. Resveratrol inhibits metal ion-dependent and independent peroxidation of porcine low-density lipoproteins. *Biochem Pharmacol.* 1997.

61. Zou J, et al. Effects of resveratrol on oxidative modification of human low-density lipoprotein. *Chin Med J (Engl).* 2000.

62. Zou JG, et al. Resveratrol inhibits copper ion-induced and azo compound-initiated oxidative modification of human low-density lipoprotein. *Biochem Mol Biol Int.* 1999.

63. Akhtar N, Haqqi TM. Current nutraceuticals in the management of osteoarthritis: a review. Ther Adv Musculoskelet Dis. 2012.

144

64. Mncwangi N, et al. Devil's Claw-a review of the ethnobotany, phytochemistry and biological activity of Harpagophytum procumbens. J Ethnopharmacol. 2012.

65. Fiebich BL, et al. Molecular targets of the antiinflammatory Harpagophytum procumbens (devil's claw): inhibition of TNFα and COX-2 gene expression by preventing activation of AP-1. Phytother Res. 2012.

66. Hauge jg. Glucose dehydrogenase of bacterium anitratum: an enzyme with a novel prosthetic group. *J Biol Chem*. 1964.

67. Kumazawa T1, et al. Levels of pyrroloquinoline quinone in various foods. *Biochem J*. 1995.

68. Noji N, et al. Simple and sensitive method for pyrroloquinoline quinone (PQQ) analysis in various foods using liquid chromatography/electrospray-ionization tandem mass spectrometry. *J Agric Food Chem*. 2007.

69. Mitchell AE, et al. Characterization of pyrroloquinoline quinone amino acid derivatives by electrospray ionization mass spectrometry and detection in human milk. *Anal Biochem*. 1999.

70. Steinberg FM, Gershwin ME, Rucker RB. Dietary pyrroloquinoline quinone: growth and immune response in BALB/c mice. *J Nutr*. 1994.

71. Omata J, et al. Influence of adding pyrroloquinoline quinone to parenteral nutrition on gut-associated lymphoid tissue. *JPEN J Parenter Enteral Nutr*. 2011.

72. Carcinogenicity of consumption of red and processed meat. Bouvard, Véronique et al. The Lancet Oncology, Volume 16.

73. Fritsche KL. The science of fatty acids and inflammation. *Adv Nutr*. 2015.

74. Olfert MD, Wattick RA. Vegetarian Diets and the Risk of Diabetes. *Curr Diab Rep*. 2018;18(11):101. Published 2018.

75. McMacken M, Shah S. A plant-based diet for the prevention and treatment of type 2 diabetes. *J Geriatr Cardiol*. 2017.

76. Liu AG, Ford NA, Hu FB, Zelman KM, Mozaffarian D, Kris-Etherton PM. A healthy approach to dietary fats: understanding the science and taking action to reduce consumer confusion. *Nutr J*. 2017.

www.ingramcontent.com/pod-product-compliance
Lightning Source LLC
Chambersburg PA
CBHW030649220526
45463CB00005B/1697